Voegeli

Magen-, Leber- und Galle-Erkrankungen

Magen-, Leber- und Galle-Erkrankungen

Von Dr. med. Adolf Voegeli

Mit 120 Tabellenseiten

2. Auflage

Karl F. Haug Verlag · Heidelberg

CIP-Kurztitelaufnahme der Deutschen Bibliothek

Voegeli, Adolf:
Magen-, Leber- und Galle-Erkrankungen / von Adolf Voegeli. – 2. Aufl. – Heidelberg: Haug, 1981.
ISBN 3-7760-0196-8

© 1963 Karl F. Haug Verlag, Ulm/Donau

Alle Rechte, einschließlich das der Übersetzung und Veranstaltung einer fremdsprachlichen Ausgabe, vom Verfasser und vom Verleger vorbehalten.

2. Auflage 1981 Karl F. Haug Verlag GmbH & Co., Heidelberg

ISBN 3-7760-0196-8

Verlags-Nr. 8163

Gesamtherstellung: Druckerei Heinrich Schreck KG, 6735 Maikammer

Inhalt

Vorwort	7
Einleitung	9
Akute, subakute und chronische Verdauungsstörungen infolge äußerer Einwirkungen	17
Sodbrennen	23
Die Magen- und Duodenalulcera	30
Das Magencarcinom	40
Die gebräuchlichsten Mittel beim Magencarcinom mit ihren wahlanzeigenden Symptomen	43
Die Nosoden	51
Mittel bei „Nervösen Magenleiden"	54
Mittel gegen schlechte Eßgewohnheiten	62
Leber- und Galle-Erkrankungen	64
Mittelbilder	64
Chronische Leberkrankheiten	83
Mittel bei katalysatorischen Störungen	90
Sykotische Mittel	92
Die Mittel der syphilitischen Diathese	94
Die Lebermittel beim Tuberkulinismus	97
Therapeutisches Vorgehen in chronischen Fällen	100
Hepatitis acuta	105
Chronische Hepatitis	115
Die Lebercirrhose	129
Lebervergrößerungen	144
Leberatrophie	171
Leberabszeß	187
Gallensteinkolik	195
Pfortaderstauung	213
Arzneimittelverzeichnis	227

Vorwort

Außer dem, was ich im Vorworte aller meiner bisherigen Veröffentlichungen bereits gesagt habe, ist hier nichts weiteres hinzuzufügen. Hingegen benütze ich diese Gelegenheit wieder, um meinem Verleger, Herrn Karl F. Haug, und seinen Mitarbeitern für die tatkräftige Förderung der Homöopathie und die gute Ausstattung dieses Buches aufs herzlichste zu danken. Auch meiner Tochter, Frau Dr. Theres STOCKMANN, die mich durch ihre Mitarbeit und durch die Übernahme der Schreibarbeiten aufs nachdrücklichste unterstützt und mir die Arbeit erheblich erleichtert hat, möchte ich an dieser Stelle für ihre Mühe auch meinen herzlichsten Dank abstatten.

Pully, im Oktober 1962

A. VOEGELI

Einleitung

Wie ich schon des mehrfachen dargestellt habe, beruht das Leben auf einem Spiel von Energien, welches alle sichtbaren Manifestationen des Lebens auslöst und steuert. Diese Energie ist nicht wahrnehmbar und nicht wahrnehmbar zu machen. Alles, was die Physiologen und Pathologen feststellen können, sind nur m a t e r i e l l e Phänomene, also solche p h y s i k a l i s c h e r und c h e m i s c h e r Natur, welche sich in den Zellverbänden des materiellen Substrates abspielen, das wir den menschlichen Körper nennen. Wenn das dem materiellen Organismus übergeordnete Energiespiel gestört ist, dann führt dies allerdings zu Störungen im chemischen und physiologischen Ablauf der Zellreaktionen, welche aber in der großen Mehrzahl der Krankheitsfälle so fein sind, daß sie selbst mit den allermodernsten Untersuchungsmethoden nicht festgestellt werden können.

Nur ein verhältnismäßig bescheidener Prozentsatz dieser energetischen Störungen führt eine derart krasse Beeinflussung der Zellreaktionen herbei, daß diese durch die chemischen Untersuchungen der Exkrete und Sekrete (Magensaft, Galle, Blut, Stuhl, Urin usw.) objektiv festgestellt werden können.

Ein weiterer, aber noch bescheidenerer Prozentsatz der obengenannten energetischen Störungen vermag Veränderungen der Zellstruktur selbst herbeizuführen, welche dann durch das Auge, sei es direkt oder indirekt, das heißt mittels der Röntgenuntersuchung, der Endoskopie oder des Mikroskopes, wahrgenommen werden können.

Daß dieser Prozentsatz klein ist, habe ich seinerzeit als Röntgenologe hinreichend erfahren, indem von allen mir zugewiesenen Patienten mit abdominalen Störungen, auch bei genauester Untersuchung von Magen, Leber, Gallenblase und Darm höchstens 5 bis 10 Prozent der Kranken tatsächliche und typische Abweichungen vom Normalen aufwiesen, welche eine o r g a n i s c h e Krankheitsdiagnose stellen ließen.

Bei einem weiteren, aber ebenfalls sehr mäßigen Prozentsatz finden sich zwar auch noch geringe Abweichungen des Normalen, die von kritiklosen Untersuchern ursächlich mit den Beschwerden des Patienten in Zusammenhang gebracht werden. Das wird aber mehr deswegen behauptet, um beim Patienten den Glauben zu erwecken, die heute üblichen komplizierten, oft schmerzhaften, häufig nicht unschädlichen, oft sogar gefährlichen und vor allem kostspieligen Untersuchungen seien doch irgendwie nützlich gewesen. Solche Verlegenheitsdiagnosen habe auch ich mir früher zuschulden kommen lassen. Man ist gleichsam dazu gezwungen, wenn man die Heerstraße der Schulmedizin beschreitet, um sein Tun vor den Patienten zu rechtfertigen.

Jedenfalls kann nicht bestritten werden, daß die heute übliche diagnostische Polypragmasie bei den Magen- und Leberkrankheiten nur in einem geringen

Prozentsatz zu einer tatsächlichen Erfassung der komplizierten pathologischen Vorgänge führt. Es ist und bleibt eine Tatsache, daß in 80 oder mehr Prozent dieser Krankheitsfälle keine morphologische oder hinreichend begründete funktionelle[1]) Diagnose gestellt werden kann, und zwar deswegen nicht, weil der Krankheitsprozeß nur in dem für die menschlichen Sinnesorgane n i c h t wahrnehmbaren Spiel der Lebensenergien wurzelt.

Daß derartige Beschwerden aber unbedeutend oder leicht zu ertragen seien, wird niemand, der dieses Gebiet hinreichend kennt, behaupten wollen. Wir finden im Bereiche des Abdomens alle Abstufungen von Magendruck, Unverträglichkeit gewisser Speisen, mühsame, langsame oder unvollständige Verdauung, gestörte Assimilation, Aufstoßen, Sodbrennen, Verstopfung, Durchfall, Schmerzen aller Art, Blähungen, Spasmen, Koliken, Appetitlosigkeit, Schwäche, Übelkeit, Erbrechen usw., kurz und gut, eben alle diese lästigen Symptome, mit denen diese Patienten den Arzt um Hilfe angehen.

Man muß sogar betonen, daß die eigentlichen o r g a n i s c h e n Erkrankungen, wie etwa das Ulcus, das Carcinom, die Lebercirrhose, ja sogar das Gallensteinleiden, oft weit geringere Beschwerden verursachen als die vorgenannten funktionellen Leiden. Es gibt bekanntlich einen ganz erheblichen Prozentsatz von Gallensteinleidenden und Ulcuskranken, welche von ihrem Leiden überhaupt nie etwas verspüren, bis dieses eines Tages zu einer Blutung oder zu einer Perforation führt oder sonstwie zufällig entdeckt wird. Für das Carcinom ist es ja geradezu typisch, daß es sehr lange überhaupt keine Beschwerden macht.

Die Schwerleidenden sind also vor allem die funktionellen Kranken, und gerade diese Fälle werden mit den schulmedizinischen Methoden weder diagnostisch abgeklärt noch sozusagen jemals geheilt. Das kommt daher, daß man im Grunde keine Ahnung hat vom Wesen dieser Zustände und sie infolgedessen auch nicht erfolgreich therapieren kann. Denn wie soll man die vielgerühmte causale Behandlung in Anwendung bringen, wenn man sich vom Wesen und von der Ursache eines Krankheitszustandes gar keine Vorstellung machen kann?

Der Homöopath kann selbstverständlich das obengenannte Energiespiel auch nicht mit Augen sehen. Seine Methode ist aber doch viel tiefer schürfend, weil er die Symptome aller Kategorien, nämlich solche, die sich auf dem intellektuellen Plane abspielen, solche der Gemütssphäre, wieder andere der funktionellen Bereiche, jene des Sensoriums, die Reaktionen des Kranken auf Temperatur-, Wetter- und Nahrungseinflüsse und schließlich auch noch die morphologischen Veränderungen, zur Diagnosestellung heranzieht. Und zwar wird er nicht nur die momentanen Symptome des Patienten erfragen, sondern auch diejenigen aus früheren Epochen, während derer sich das Leiden entwickelte, ja sogar solche aus dem Kindheits- und Säuglingsalter, Symptome,

---

[1]) Die funktionellen Störungen sind übrigens auch nicht wahrnehmbar, was schon der Ausdruck besagt.

die erfahrungsgemäß für die Feststellung einer allfällig bestehenden Krankheitsdisposition von größter Wichtigkeit sind.

Wie da vorgegangen wird, mag an zwei Beispielen abgekürzt aufgezeigt werden: Ein Patient, der über chronische Dyspepsie und Säurebeschwerden klagt, ferner kälteempfindlich ist, als Kind an nächtlichen Kopfschweißen litt, Neigung zur Korpulenz zeigt und beim Strecken der Unterarme einen Ellbogenwinkel von weniger als 180° aufweist, ist ein „C a l c a r e a - c a r b o n i c a"-Fall. Durch Verabreichung von *Calcarea carbonica* in Hochpotenz werden im allgemeinen solche Kranke von sämtlichen Beschwerden dauernd geheilt, weil durch dieses Mittel die Diathese, d. h. die Grundursache seiner fehlerhaften Vitalreaktion, beseitigt wird. Auf Grund der bereits 150jährigen Erfahrungen mit der Homöopathie kann dann der Homöopath retrospektiv den Schluß ziehen, daß bei diesem Kranken die Assimilation des Calciumcarbonates gestört war; er vermag also Zusammenhänge aufzudecken, welche auf Grund der klinischen Untersuchung verborgen bleiben, und kommt also auf diese Weise zu einer viel umfassenderen Kenntnis des Krankheitsbildes.

Wie fein in unserer Disziplin die Verschiedenheiten auseinandergehalten werden können, ergibt sich aus dem nun folgenden Gegenbeispiel. Dieser zweite Patient klagt ebenfalls über chronische Dyspepsie und Säurebeschwerden, auch er ist kälteempfindlich, aber die Anamnese ergibt nichts von Kopfschweißen, noch von Neigung zu Korpulenz, noch von einem offenen Ellbogenwinkel. Hingegen ist der Mann von zornmütigem, ungeduldigem, streitsüchtigem Charakter, nervös, unzufrieden mit dem Gang seiner Geschäfte, und seine Beschwerden werden stark verschlimmert nach Genuß von Kaffee und Wein. Das ist ein „N u x - v o m i c a"-Fall und Heilung tritt hier durch Verabreichung dieses Mittels ein. Retrospektiv kann der Homöopath wieder den Schluß ziehen, daß in diesem Fall k e i n e Störung eines Mineralstoffwechsels vorliegt, sondern daß die Störungen der Vitalreaktionen hier vielmehr an der Oberfläche liegen, das heißt auf der sensoriellen und funktionellen Ebene mit Einbezug der Gemütssphäre.

Obwohl die beiden Kranken sozusagen über dieselben Störungen der Bauchorgane klagen, liegen ganz unterschiedliche ursächliche Störungen vor. Aber nur die Untersuchungstechnik der Homöopathie vermag diese Unterschiede aufzudecken, weil wir nicht am morphologischen Befund kleben bleiben, der überdies bei den beiden obigen Patienten höchst spärlich, um nicht zu sagen inexistent ist, sondern weil wir den Patienten als Ganzes betrachten und auf Grund der Symptome in allen Bereichen der Lebensäußerungen in die Tiefe des krankmachenden Mechanismus vorzudringen vermögen.

Es muß bei dieser Gelegenheit betont werden, daß diese beiden Patienten n u r u n d g a n z a l l e i n durch die vorgenannten Mittel geheilt werden können, weil nur diese Mittel und k e i n e a n d e r e n die Fähigkeit haben, die vorliegenden spezifischen Fehlreaktionen des betreffenden Organismus zur

Norm zurückzuführen. Werden ihnen diese Potenzen nicht verordnet, so bleiben sie zeitlebens krank, was immer nur man mit ihnen anfängt, eine Tatsache, die jeder Homöopath täglich an mehreren Beispielen erlebt, indem ja fast alle unsere Patienten dieser Art vorgängig jahrelang die verschiedensten Kuren gemacht haben, stets ohne hinreichenden Erfolg, während sie durch die Verordnung des passenden homöopathischen Mittels von ihren Leiden befreit wurden.

Auch in der Bauchhöhle muß man, wie bei allen Krankheiten, unterscheiden zwischen akuten und chronischen Krankheiten. Bei den ersteren spielen äußere Momente, wie Diätfehler, Vergiftungen durch verdorbene Nahrungsmittel und mitunter Infektionen, eine wichtigere Rolle, so daß wir daraus Hinweise gewinnen können hinsichtlich der Behandlung.

Bei den chronischen Krankheiten hingegen spielen äußere Momente nur die Rolle von Modalitäten, das heißt sie können Verschlimmerungen und Besserungen herbeiführen, gelegentlich auch die Beschwerden vorübergehend unterschwellig machen, aber die Grundkrankheit, nämlich die Diathese, bleibt immer bestehen, weshalb wir in diesem letzteren Fall in erster Linie nach den Symptomen dieser Diathese suchen müssen, was uns in die Lage versetzt, dieselbe zu beseitigen und damit den ganzen Krankheitskomplex auszurotten. Es ist natürlich eine Selbstverständlichkeit, Nebenumstände, welche die Krankheit unterhalten, also schlechte Eßgewohnheiten, notorische Fehler in der Lebensweise und dergleichen krankheitsfördernde Einflüsse, zuallererst zu beseitigen.

Was die Diathesen anbetrifft, verweise ich auf die HAHNEMANNsche Lehre der chronischen Krankheiten sowie auf meine früheren Publikationen[2]). Hier beschränke'ich mich darauf, diese Diathesen einfach namentlich anzuführen, alles Nähere kann der Leser aus den genannten Werken ersehen.

1. Psorische Diathese,
2. Sykose,
3. Syphilis,
4. Tuberkulinismus,
5. Katalysatorische Störungen,
6. Umstimmungen durch a n o r m a l abgelaufene oder k ü n s t l i c h unterdrückte Infektionskrankheiten.

Man tut gut, jeden chronisch kranken Patienten auch auf fokale Infektionsherde zu untersuchen, wobei hier die devitalisierten Zähne als Hauptquelle in Betracht kommen, und zwar ohne Unterschied, ob röntgenologisch Granulome nachgewiesen werden können oder nicht. Hinsichtlich dieser Frage

---

[2] VOEGELI, A.: Heilkunst in neuer Sicht. Ein Praxisbuch. 4. Aufl., Karl F. Haug Verlag, Heidelberg 1981.
    –: Die rheumatischen Erkrankungen – ihre rationelle Behandlung und Heilung. 3. Aufl., Karl F. Haug Verlag, Heidelberg 1979.

verweise ich besonders auf mein Buch über die rheumatischen Erkrankungen, wo hierüber eingehend gesprochen wurde.

Des weiteren möchte ich noch betonen, daß Magen und Gallenblase meist nicht primär erkrankt sind, sondern jeweils nur das Erfolgsorgan darstellen für Toxinwirkungen, die an einem ganz anderen Orte erzeugt werden. Diese Toxinbildung kann zustande kommen durch Fokalinfektionen, durch Gleichgewichtsstörungen zwischen den verschiedenen endokrinen Drüsen, durch Dysfunktionen des Leberparenchyms, durch Kreislaufstörungen (Erkrankungen der Kapillaren), durch mangelnde Nierenausscheidung usw. Je nach der Affinität dieser Toxine reagiert dann jeweils dasjenige Körperorgan, an welchem sich die Toxine festsetzen, und wird dann irrtümlicherweise als der Sitz der Erkrankung bezeichnet.

Chronisch oder periodisch rezidivierende Magen-, Leber- und Gallen-Erkrankungen können zweifellos durch äußere Ursachen ausgelöst – aber nur ausgelöst, n i c h t verursacht werden. Denn bei allen diesen Kranken besteht a priori eine vitale Gleichgewichtsstörung, die sie zu einer solchen Erkrankung prädisponiert. Wäre dies nicht der Fall, so könnten ihnen weder Bakterien, noch Diätfehler, noch andere äußere Ursachen irgend etwas anhaben. Wer daran zweifelt, möge einmal Berichte über Naturvölker studieren, das heißt über Völker, die noch im Vollbesitz ihrer Widerstandsfähigkeit sind. Da wird zum Beispiel über Tibet berichtet, daß dort der Usus herrscht, Leber, Niere und andere Eingeweide eines geschlachteten Tieres in den Magen einzunähen und sie dann wochenlang aufzubewahren, bis alles verjaucht ist und einen für europäische Nasen unerträglichen Gestank verbreitet. In diesem Zustand werden dann diese Organe als Leckerbissen verspeist, und zwar scheuen die Kinder nicht davor zurück, der Mutter ab und zu ein rohes Fleischstückchen vom Tisch wegzuschnappen, wenn sie mit der Zubereitung dieser „exquisiten" Mahlzeit beschäftigt ist. Von irgendwelcher Verdauungsstörung ist aber in der Folge nicht die Rede, die Gören laufen nachher so quietschvergnügt umher, wie wenn sie sterilisierte oder pasteurisierte Nahrung genossen hätten.

Die Disposition nun, die darüber entscheidet, wo und in welcher Form der Mensch erkrankt, sitzt in der Vitalorganisation. Die Vitalorganisation ist zwar an sich unwahrnehmbar, aber die Feststellung dieser energetischen Störungen ist möglich, und zwar durch die in der Akupunktur übliche Diagnostik mittels der chinesischen Pulse und zweitens nach dem HAHNEMANNschen Verfahren, das heißt auf Grund der Heranziehung aller Krankheitszeichen, also der psychischen, sensoriellen, funktionellen und läsionellen Symptome.

Eine Diagnose, die irgendein bestimmtes Organ zum Sitze der Krankheit macht, gemäß den Gewohnheiten der Schulmedizin, erscheint uns unphysiologisch und widerspricht unseren Erfahrungen. Eine solche Diagnose muß uns auch durchaus ungenügend erscheinen, denn stets ist der ganze Organismus aus dem Gleichgewicht geraten, was sich schon daraus ergibt, daß wir ja selbst bei einfachen Krankheitsfällen stets Symptome der verschiedensten Körperregionen und auch solche der höheren Funktionen (Emotivität, Psyche usw.) feststellen können.

Wenn auch in den Fällen, die uns hier besonders interessieren, die abdominellen Organe im Vordergrund stehen, so will das also nicht heißen, daß nur sie oder gar nur eines von ihnen erkrankt sei. Daran sollte der Arzt stets denken und sich stets bewußt sein, daß die auch von mir angenommene Gruppierung der Erkrankungen nach dem Schema der Schulmedizin etwas durchaus Künstliches ist und der Vielfalt der Erscheinungen beim kranken Menschen in keiner Weise gerecht wird. Der Grund, warum ich diese Einteilung beibehalten habe, ist ein rein praktischer: da der heutige Arzt nun einmal so geschult ist, wird er sich leichter zurechtfinden, wenn er sich an Bekanntes halten kann.

Für den erfahrenen homöopathischen Arzt hat allerdings eine solche Diagnose nur sehr wenig zu bedeuten. Grundsätzlich können wir zwar zunächst nur eine Diagnose nach dem Verfahren der A n a l o g i e stellen, das heißt nach der Übereinstimmung des Krankheitsbildes mit der Pathogenesie seines homöopathischen Mittels. Dadurch, daß der Homöopath aber mit zunehmender Erfahrung einen immer umfassenderen Einblick in die Wirkungsweise eines jeden seiner Mittel gewinnt, wird ihm allmählich auch das Wesen der verschiedenen Krankheitszustände immer klarer. Allmählich verdichten sich dieselben vor seinem geistigen Auge zu Wesenheiten, die an Prägnanz und Realität keineswegs hinter den Vorstellungen der schulmedizinischen Diagnostik zurückstehen. Eine Andeutung hierüber habe ich in den vorgängigen zwei Beispielen gegeben, doch würde es den Rahmen und die Ziele dieser Arbeit weit überschreiten, dieser Diagnostik einen größeren Raum zu widmen. Denn der Zweck dieses Buches ist ein therapeutischer, und um es übersichtlich und leicht faßlich zu gestalten, muß alles zurücktreten, was nicht zur Ausübung dieser Therapie unerläßlich ist, zumal für den weniger Erfahrenen, dem ohnehin viel Neues und ihm Ungeläufiges mitgeteilt wird.

Trotz des vorhin Gesagten ist es auch für den homöopathischen Arzt von einer g e w i s s e n Wichtigkeit, über die beim Patienten allfällig vorliegenden anatomisch-pathologischen Veränderungen orientiert zu sein. Dies aber aus ganz anderen Gründen als in der Schulmedizin.

Für unsere T h e r a p i e ist die klinische Diagnose nur von geringer Bedeutung, wenn nicht gänzlich belanglos, ja oft sogar irreführend. Das muß stets betont werden, und der Grund hierfür ergibt sich aus dem bereits Gesagten. Wenn nämlich unsere Behauptung stimmt, daß die klinischen Krankheiten Folgen, das heißt Resultate vorgängiger energetischer Vitalstörungen sind, dann darf der Arzt logischerweise diese Resultate nicht zum Objekt seines therapeutischen Handelns machen in der Absicht, sie einfach zu beseitigen. Er muß vielmehr danach trachten, deren ursächliche energetische Störungen zu beheben, worauf sich die klinische Krankheit bessert und schließlich ausheilt. Dies wenigstens, wenn die anatomischen Veränderungen noch reversibel sind. Ein direktes Angehen der klinischen Veränderungen wäre ja unserer Auffassung nach bloß symptomatische Therapie, das heißt Unterdrückung einer Folge ohne Beseitigung ihrer Ursachen, weshalb uns auch die durchaus unbefriedigenden Erfolge der offiziellen Therapie bei allen Krankheiten, die nicht eine ihnen innewohnende beachtliche Selbstheilungstendenz haben, durchaus nicht verwundern.

Wenn wir trotzdem empfehlen, wenigstens dann die klinischen Untersuchungsmethoden anzuwenden, wenn eine berechtigte Erwartung besteht, daß organische Veränderungen vorhanden sind, dann aus folgenden Gründen: Erstens zwecks Stellung der Prognose. Zweitens kann mittels der klinischen Methoden das Fortschreiten der Heilung besser beurteilt werden als ohne dieselben und drittens gibt es unbestrittenermaßen Läsionen, die nicht mehr rückbildungsfähig sind, ja sogar solche, die unverzüglich mechanisch beseitigt werden müssen, weil sie lebensbedrohend sind. Die letzteren zwei Gruppen fallen für die Homöopathen außer Betracht; Fälle von Ileus, Ulcus- und Gallenblasenperforationen und dergleichen müssen dem Chirurgen zugewiesen werden. Nur muß man sich klar sein, worin der chirurgische Eingriff eigentlich besteht. Er beseitigt keineswegs die Krankheit, sondern nur deren anatomisch-pathologisches Resultat. Ist die krankheitsmachende Ursache abgeklungen, wie etwa bei einem alten Ulcus, so kann der Eingriff praktisch Heilung bedeuten. Besteht sie hingegen weiter, wie zum Beispiel bei den meisten Steinleiden, so muß nachher die homöopathische Behandlung einsetzen, indem es sonst entweder zu weiterer Steinbildung kommt oder die weiterbestehende Leberkrankheit stets erneute Beschwerden hervorruft. Das gleiche gilt auch für die Niere.

Carcinome wird der vorsichtige homöopathische Arzt der Chirurgie überweisen, solange sie operabel sind. Dies gewiß nicht wegen der „glänzenden" Resultate, die bekanntermaßen zu wünschen übrig lassen, gleichgültig, ob man früh oder spät operiert, was ich auf Grund von 35jähriger Erfahrung, zum Teil aus radiologischer Tätigkeit heraus, mit allem Nachdruck behaupte.

Aber es ist heute nicht dasselbe, ob ein Krebspatient nach einem chirurgischen Eingriff sein Rezidiv bekommt oder durch die Homöopathie nicht geheilt wird. Ja, selbst wenn er infolge der Operation stirbt, so ist die Sache durchaus in Ordnung, während ein mangelnder Erfolg der Homöopathie dem behandelnden Arzt große Unannehmlichkeiten bereiten könnte. Dieses Prinzip verdient um so eher Beachtung, als wir ja beim Carcinom dem Patienten auch keine Heilung verbürgen können, sondern nur in einem geringen Prozentsatze Dauererfolge haben.

Was nun die Indikation zu genauer klinischer Untersuchung anbetrifft, so muß darauf hingewiesen werden, daß das umfassende Symptomenbild, dessen sorgfältige Eruierung die Homöopathie dem Arzte zur Pflicht macht, meist sichere Anhaltspunkte dafür liefert, ob er eine organische Läsion zu erwarten hat oder nicht. Nur in den ersteren Fällen wird der Homöopath daher zur eingehenden Röntgenuntersuchung schreiten oder auch andere, kompliziertere klinische Methoden anwenden, während er bei den anderen 90 oder 95 Prozent, wo voraussichtlich nichts dabei herauskommt, darauf verzichten kann, ohne Gefahr zu laufen, etwas zu verpassen. Umgekehrt wird er die Genugtuung haben, in den meisten Fällen, wo er auf Grund des Symptomenbildes eine organische Läsion vermutet hat, durch die klinische Untersuchung seine Wahrscheinlichkeitsdiagnose bestätigt zu finden. So ist es mir schon vorgekommen, daß ich rein auf Grund des HAHNEMANNschen Verfahrens Verdacht auf ein Carcinom schöpfte, obwohl klinisch nicht der geringste Anhaltspunkt hierfür vorhanden war, und daß dieses vorausgesagte Carcinom dann vom Facharzt oder von mir selbst, wenn auch mit großer Mühe, schließlich gefunden wurde.

Die Tatsache, daß bei richtiger Anwendung unserer Untersuchungsmethode dem Patienten außerordentlich viel Unangenehmes, ja oft schädliche oder gar lebensgefährliche Untersuchungen oder Eingriffe erspart bleiben, und zwar ohne Beeinträchtigung der diagnostischen Sicherheit, halte ich für einen großen Segen der HAHNEMANNschen Entdeckung.

Jeder Kranke ist ein denkendes und fühlendes Wesen, jedes Individuum ist einmalig und hat als solches einen Wert, den wir nicht beurteilen können, den wir aber kraft unserer Sendung respektieren müssen. Diagnostische Polypragmasie, bei der die Kranken wie das liebe Vieh durch die technischen Installationen hindurchgeschleust werden, ist eine typische Erscheinung einer u n ä r z t l i c h e n Einstellung, bei der der Fetzen, auf welchem alles notiert wird, mehr gilt als der Patient selbst. Allein die Homöopathie hat auch heute noch die Einstellung bewahrt, die seit Urzeiten als wahres Arzttum galt und auch jetzt noch bei all denjenigen als solches gilt, welche sich dem Götzen Wissenschaft nicht mit Haut und Haar ausgeliefert haben und deswegen ihres wahren Arzttums noch nicht verlustig gegangen sind.

Akute, subakute und chronische Verdauungsstörungen infolge äußerer Einwirkungen

Dieses Kapitel begreift in sich Dyspepsien, Magenstörungen aller Art, Säurebeschwerden, Übelkeit, Appetitlosigkeit, Erbrechen, schlechter Mundgeschmack, Leberstörungen, Gasbeschwerden, Verstopfung und Durchfall, aber immer nur dann, wenn äußere Ursachen das auslösende ursächliche Moment darstellen. Ich habe es mir angelegen sein lassen, in der mir zugänglichen Literatur diese Ursachen, soweit klinisch festgestellt, herauszusuchen und zusammenzustellen, was mir um so gegebener erschien, als keines der Repertorien, auch der „Kent" nicht, in diesem Punkte auch nur einigermaßen vollständig sind. Im folgenden geschieht diese Aufzählung nach dem Alphabet, was die Aufsuchung der Mittel erleichtert. Im allgemeinen sind die in Betracht kommenden Mittel einfach aufgezählt, kommen mehrere in Frage, so wählt man naturgemäß das am meisten homöopathische aus. Wenn aber ganz markante Symptome ein Mittel besonders indizieren, so ist dies jeweils ausdrücklich erwähnt, was allerdings nur als Fingerzeig gewertet werden soll, indem selbst in diesem Falle stets die Homöopathizität in erster Linie maßgebend ist.

Selbstverständlich verordnet man in akuten Fällen, wenn immer möglich, pflanzliche Mittel, während man die mineralischen und metallischen für die chronischen und konstitutionellen Fälle reserviert.

Störungen hervorgerufen durch:

Äpfel: *Aloe* (Pfortaderstauung)
alten Leuten, bei:
Chininum sulfuricum, Baryta carbonica
Austern: *Hepar sulfuris, Lycopodium* (Leberstörungen)
Backwerk: *Antimonium crudum* **(besonders, wenn nach reicher Speisenfolge genossen)**
Carbo vegetabilis (nach Fetten, mit Gasauftreibung)
Kalium muriaticum
Lycopodium
Pulsatilla (nach Fetten, mit Schweregefühl im Magen, Übelkeit, bitterem Geschmack)
Bier: *Abies nigra* (Druck in Cardiagegend)
Carduus marianus (Leberstörungen)
Ipecacuanha (Nausea bei sauberer Zunge)
Kalium bichromicum (Gastralgie, Diarrhoe)
Nux moschata (verdorbenes Bier, Gasauftreibung)
Thuja (Flatulenz und Aërophagie)

B r o t (zu reichlicher Brotgenuß, zu frisches Brot):
Ammonium carbonicum
Gratiola (Dyspepsie)
Magnesia carbonica (Dyspepsie mit Gasbeschwerden)
Mercurius vivus (durch Butterbrot)
Thuja
Natrium muriaticum (chronische Unverträglichkeit des Brotes)
C h i a n c i a n o, sehr starkes und äußerst wirksames Wasser, Quelle bei Chiusi (Italien), vor allem indiziert bei Galleninfektionen. Bei Beschwerden nach der Kur: *C a l c a r e a s u l f u r i c a*
D i ä t f e h l e r : *Antimonium crudum* (Überessen, Durcheinanderessen verschiedenster Speisen)
Natrium carbonicum (nach leichten Diätfehlern bei großer Empfindlichkeit des Magens)
Nux vomica
Thuja

E i e r : *C a l c a r e a c a r b o n i c a* (untersetzter Typ, nächtliche Kopfschweiße)
Chininum arsenicosum
Ferrum metallicum (überempfindlich, nervöse Schwäche, leichtes Erröten)
Ferrum muriaticum

E i s : Arsenicum album
Carbo vegetabilis
P u l s a t i l l a

F e t t e : Calcarea carbonica (begleitet von Magensäure und Diarrhoe)
C y c l a m e n
Ipecacuanha (Übelkeit mit sauberer Zunge)
P u l s a t i l l a (verträgt das warme Zimmer nicht, aber fröstelig)
Kalium muriaticum (Dyspepsie)
Taraxacum (weiße oder Landkartenzunge)
Veratrum album (Schwäche, Durchfall, kalte Schweiße)

F i s c h : Chininum arsenicosum
Graphites (chronische Unverträglichkeit und Abneigung)
Natrium muriaticum

F l e i s c h : Arsenicum album (Wildbret)
Ferrum metallicum
Ferrum phosphoricum
Ptelea (verdorbenes)
Staphisagria

F r ü c h t e : Actaea spicata
Antimonium crudum (saure)

                      Bryonia (Sommerdiarrhoe nach Früchtegenuß)
                      Calcarea phosphorica (Gastralgie)
                      Causticum
                      China
                      Ipecacuanha (besonders bei Kindern mit Übelkeit und sauberer Zunge)
                      Ruta (Durchfälle, auch chronische Früchteunverträglichkeit)
Gewürze: *Nux vomica*
Honig: *Natrium carbonicum*
Kaffee: *Angustura*
                      Chamomilla
                      Nux vomica
                      Moschus

Kaffee, Wein und Tabak. Wie dies nach einem Bankett etwa vorkommt mit Katzenjammer am andern Morgen: ***Nux vomica***. — Bei Übelkeit, kalten Schweißen und Gesichtsblässe: ***Tabacum*** oder beide Mittel im Wechsel. (Man gibt in einem Glas Wasser einige Kügelchen der C 30 von *Nux vomica* und in ein zweites von *Tabacum* und nimmt dann von jedem 2- bis 3mal in halbstündlichen Abständen.)

kaltes Wetter, obige Störungen verursacht durch Erkältung oder kaltes Wetter: *Dulcamara*

Kartoffeln: *Alumina*

Käse: *Cistus*
                      Argentum nitricum (Gastralgie)
                      Ptelea (besonders alter Käse)

Kohl: ***Bryonia***, *Carbo vegetabilis, Kalium carbonicum, Lycopodium, Petroleum*

Laxantien, Mißbrauch von:
                      Hydrastis
                      Nux vomica

Liköre: *Carbo vegetabilis*
                      Nux vomica
                      Zincum

Limonade: *Digitalis* (Übelkeit, Aufstoßen, Gasbeschwerden)
                      Saccharin (Dyspepsie und Übelkeit)
                      Selenium (Kopfweh)

Magnesia: Mißbrauch magnesiahaltiger Wässer, Bitterwässer und magnesiahaltiger Abführmittel
                      Hydrastis
                      Magnesia carbonica und *muriatica*
                      Nux vomica
                      Rheum (chronische Diarrhoe)

Medikamenten-Mißbrauch:
    allgemeiner:
    Aloe (Pfortaderstauung)
    Hydrastis (Abmagerung, Leberstörungen und Verstopfung)
    Nux vomica (Pfortaderstauung, Hämorrhoiden, Nervosität, Reizbarkeit)
    Zincum (Depression nach schmerzstillenden und Schlafmitteln)
    spezielle Mittel:
    Quecksilber-Mißbrauch: *China, Lachesis, Podophyllum*
    Antibiotica: *Sulfur* C 3 in Verreibung
    (die übrigen sind unter dem Mittel angegeben)

Milch: *Aethusa Cynapium*
    Antimonium crudum
    Calcarea carbonica (chronische Unverträglichkeit mit Durchfällen, Milchschorf)
    China
    Magnesia carbonica
    Natrium carbonicum (chronische Unverträglichkeit)
    Natrium muriaticum
    Nitri acidum (Durchfälle)
    Nux vomica (Verstopfung)
    Sulfur

Muscheln (Moules):
    Arsenicum album (Durchfall)
    Veratrum album (dto.)

Orangen: *Elaps corallinus*
    Medorrhinum
    Theridion

Pflaumen: *Baryta carbonica*
    Sulfuris acidum

Salz: *Argentum nitricum*
    Carbo vegetabilis
    Causticum (chronisch)
    Natrium muriaticum (chronisch)
    Phosphorus (chronisch)
    Sepia (Leberinsuffizienz)
    Thuja (Aërocolie)

Saure Speisen (Salate, saure Früchte usw.):
    Antimonium crudum, Nux vomica

Schlechtes Wasser:
    Allium sativum, Arsenicum album, Podophyllum

Schweinefleisch:
    Cyclamen

	Calcarea phosphorica
	Ipecacuanha
	Pulsatilla
	Tuberculinum Kochii
Tee:	*Hydrastis* (Magenatonie)
	Thuja (Gastralgien)
	Uranium nitricum (ulceröse Gastritis)
Teigwaren:	*Causticum*

Natrium carbonicum
Natrium muriaticum
Natrium sulfuricum
Nux vomica
Sulfur

Tomaten: *Ferrum metallicum*

Überarbeitung (geistige), infolge von:
Lachesis (schlimmer durch feuchte Wärme, Kleiderdruck)
Nux vomica (schlimmer durch Kälte, nervöse Aufregung)
Pulsatilla (schlimmer durch Fette, warme Zimmer)
Selenium
Sulfur

Überessen (Völlerei):
Abies canadensis
Aethusa Cynapium
Allium sativum (Dyspepsie)
Antimonium crudum
Bryonia (mit Durst),
Dioscorea (Schmerzen beim Rückwärtsbeugen)
Nux moschata (Gasauftreibung, schlimmer bei feuchtem Wetter)
Nux vomica
Kalium muriaticum (schlimmer durch Fett)

verdorbenes Gemüse:
Arsenicum album (Durchfall, Erbrechen)
Carbo animalis (Aufstoßen, Übelkeit)
Hydrastis (Leberstörungen)

Verdruß: *Chamomilla* (Gelbsucht)
Ignatia (stiller Kummer)
Koloquinten (besser beim Zusammenkauern)
Nux vomica (zorniger Charakter)
Staphisagria (grüblerischer Charakter, der aus allem eine große Geschichte macht und nicht darüber hinwegkommt)

Vichywasser (nach Kuren an der Quelle):
Kalium carbonicum

Zucker: *Argentum nitricum* (Gastralgie)
Mercurius, Gambogia (Durchfall)
Selenium (Dyspepsie)
Zwiebeln: *Allium Cepa, LYCOPODIUM, Pulsatilla, T h u j a*

Sodbrennen

Die Schule führt im allgemeinen das Sodbrennen auf eine Erhöhung der Säureproduktion im Magen zurück. Das kann aber nicht stimmen, indem sehr viele Patienten enorm erhöhte Säurewerte zeigen und nicht unter Sodbrennen leiden; auf der anderen Seite aber gibt es Menschen, die normale, verminderte oder sogar k e i n e Salzsäure im Magen haben und trotzdem an starkem Sodbrennen leiden. Zur Bekämpfung dieses Übels verordnet die Schule Alkalien, um die überschüssige Säure zu neutralisieren. Das hilft natürlich nur dann, wenn ein Überschuß an Magensäure besteht, aber die Hilfe ist nur kurzdauernd, weil die vitale Fehlleistung, das heißt beispielsweise die vermehrte Salzsäureproduktion im Magen, nicht beeinflußt wird. Im Gegenteil: die Alkalien regen die Säureproduktion an, so daß die Beschwerden nach einem kurzdauernden beschwerdefreien Intervall von neuem und meist noch stärker auftreten. Die Alkalien wirken also rein symptomatisch, chemisch.

Bei Sub- und Anacidität vermögen natürlich Alkalien auch vorübergehend nicht zu palliieren. Man versucht auch in der Schule, auf physiologische Weise durch Herabsetzung der Salzsäuresekretion dem Sodbrennen beizukommen, zum Beispiel durch *Atropin* und *Belladonna*. Das ist aber ebensowenig eine Therapie im wahren Sinne des Wortes, da dieses Mittel die g e s a m t e Sekretion fast aller Drüsen des Körpers herabsetzt, also keine selektive Wirkung auf den Magen hat. Statt Säurebeschwerden, wenn sie überhaupt durch solche Drogen gebessert werden, leidet dann der Patient unter Trockenheit der Schleimhäute, ganz abgesehen davon, daß *Belladonna* auch noch andere lästige Wirkungen auf den Organismus hat, zum Beispiel psychische, die bei längerer Dauer recht unangenehm werden können. Dazu ist natürlich von diesen Mitteln therapeutisch auf die Dauer auch kein Effekt zu erwarten, indem dieser schon nach 2 bis 3 Stunden verpufft ist, so daß man also immer und immer wieder zu diesen Mitteln greifen muß.

Die Homöopathie hingegen verfügt über eine ganze Reihe von Heilmitteln, welche den fehlerhaften Vitalmechanismus umstimmen und, richtig angewandt, das Sodbrennen nicht nur für einmal — oft fast augenblicklich — beseitigen, sondern den Patienten dauernd heilen, indem sie die – uns allerdings unbekannte – Ursache hinwegnehmen. Daß dem aber so sein muß, ist bewiesen durch die Dauerheilungen, welche regelmäßig erzielt werden.

Der Schreiber selbst hat während mehr als 20 Jahren unter starkem Sodbrennen gelitten, und zwar so, daß er genötigt war, ständig *Natrium bicarbonatum* in der Tasche mitzuführen, indem die Beschwerden, wenn sie auftraten, unerträglich waren. Ich kann mich erinnern, dieses Mittel einmal auf einer Bergtour vergessen zu haben, und die Höllenqualen, die ich während 6 Stunden litt, bis ich ins Tal hinunterkam und mir in einer Apotheke *Natrium bicarbonatum* verschaffen konnte, habe ich noch heute nicht vergessen, obwohl es schon mehr als 30 Jahre her ist. Ich begann das Leiden im 49. Lebensjahr mit der Homöopathie zu behandeln, und zwar anläßlich des Kongresses der „Homoeopathie Française" im Jahre 1947, der in Paris stattfand. Wir waren hintereinander zu 2 Banketten eingeladen worden, und nach dem zweiten derselben trat ein außerordentlich heftiges Sodbrennen auf. Ich roch darauf an einer 30. Potenz von *Sulfuris acidum,* worauf die Beschwerden innerhalb weniger Minuten vollständig verschwanden. Das kurz darauf folgende reichliche Bankett bei Dr. L. Vannier vermochte mir nicht mehr das Geringste anzuhaben. Seit diesem Tage habe ich nie mehr Sodbrennen verspürt und bin also vollständig von dem Übel geheilt, denn es sind nunmehr 14 Jahre seither verflossen. Hat man so etwas selbst erlebt, schlägt man sich an den Kopf und kann nur mit Mühe seine Entrüstung zurückhalten, daß auch heute noch ein großer Teil der Schulmedizinerschaft die segensreiche Homöopathie immer noch ablehnt.

Ungezählte Hunderttausende von Menschen würden von großen und sich immer wiederholenden Qualen befreit werden, wenn nur jeder Arzt es verstünde, wenigstens das Sodbrennen homöopathisch zu behandeln.

1. Robinia*)

Robinia scheint ganz allgemein saure und ätzende Sekretionen zu produzieren, denn wir finden meist nicht nur einen übermäßig sauren Magensaft, sondern auch saure Stühle und eine saure ätzende Vaginalsekretion. Die Säurebeschwerden bei *Robinia* sind häufig begleitet von frontalem Kopfweh, von Koliken und Gasbildung im Abdomen. Die Säurebeschwerden selbst machen sich geltend in Form von außerordentlich saurem ätzendem Aufstoßen mit brennenden Schmerzen im Bereich der Cardia und des Oesophagus, und zwar geht der Schmerz von unten nach oben. Öfters kommt es auch zu Erbrechen eines ätzenden, sauren Mageninhaltes. Magen und Darm sind meist aufgetrieben, was dem Patienten ein Gefühl von Völle und Unbehaglichkeit verleiht. Schlimmer: nachts.

Das Mittel findet auch bei den Kindern Anwendung, nämlich dann, wenn die Kinder stark sauer riechende Milch erbrechen, ein Erbrechen, das nach einem Prodromalstadium von physischer Aufregung mit Neigung zu heftigem Schreien auftritt.

Die Magenschmerzen, die oft das Brennen im Oesophagus begleiten, strahlen in den Rücken und besonders in die Gegend zwischen den Schulterblättern aus.

Das Mittel hat sich gut bewährt bei typischer N a c h t verschlimmerung.

2. Sulfuris acidum

Dieses Mittel ist ebenso wichtig wie das vorhergehende. Seine Indikationen sind folgende: Der Patient ist ständig in Eile, weil ihn das Gefühl plagt, nicht

---

*) Anmerkung: Die Mittel sind meist nach Wichtigkeit, in absteigender Reihenfolge, angeordnet.

genügend Zeit zu haben. Ferner neigt er zu Blutwallungen ins Gesicht und – insbesondere wenn es sich um weibliche Personen handelt — zu Ekchymosenbildung. Es besteht auch Neigung zu Aphthen und zu Kapillarrupturen in den Augen, dies meist erst im höheren Alter. Ein ganz merkwürdiges Symptom dieses Mittels ist das innere Zittern, das besonders dann auftritt, wenn der Patient sich am Abend zu Bette legt; er hat das Gefühl, daß im Innern alles zittere, obwohl die Glieder äußerlich ruhig scheinen. Weiter ist typisch die schlechte Verträglichkeit des Alkohols; insbesondere der Weißwein verschlimmert die Beschwerden stark. Die Trias Sodbrennen, Neigung zu Hitzewallungen und Unverträglichkeit von Wein genügt im allgemeinen vollständig für die Indikation dieses Mittels.

Schlimmer: einige Stunden nach dem Essen, Weißwein, sehr heiße und sehr kalte Nahrung oder Getränke.

3. Nux vomica
Dies ist ein weiteres Mittel, welches ebenfalls bei Sodbrennen in Betracht kommt. Es handelt sich um einen reizbaren Menschen, der meist aus Übermaß an Arbeit und geschäftlicher Verantwortung in einem ständigen Zustand von Spannung lebt. Er ist äußerst empfindlich auf Sinneseindrücke und kann weder Geräusche, noch Gerüche, noch Licht ertragen. Auch empfindet er alles außerordentlich stark, so daß selbst kleinere Beschwerden große Proportionen annehmen. Zornig und geneigt, den Mitarbeitern Vorwürfe wegen Kleinigkeiten zu machen. Neigung zu kulinarischen Genüssen, jedoch verträgt er die Tafelfreuden nicht, insbesondere ist er empfindlich auf Wein, Kaffee und Gewürze.

Von seiten des Magens finden wir: saurer Geschmack im Munde, Übelkeit am Morgen und nach dem Essen; es liegt ihm wie ein Stein auf dem Magen. Ferner bestehen Aufstoßen, Blähungen, Antiperistaltik und außerordentliche Druckempfindlichkeit in der Magengegend. Alles wird schlimmer nach dem Essen oder einige Stunden später.

Schlimmer: morgens, bei Überarbeitung, nach dem Essen, durch Druck, durch Stimulantien, Gewürze und bei kaltem, trockenem Wetter.

Besser: abends, in Ruhe, in den Ferien und bei mildem, feuchtem Wetter.

4. Carbo vegetabilis
Dieses folgt häufig auf *Nux vomica*, wenn ersteres nicht vollständige Heilung bringt. Der typische Carbo-veg.-Patient ist faul, dick und schlechter Laune; er fröstelt ständig, hat aber starkes Verlangen nach frischer Luft und fühlt sich deshalb in einem warmen Zimmer nicht wohl. Typisch ist Kälte der unteren Extremitäten, von den Füßen bis zu den Knien. Die Oxydationsprozesse sind wahrscheinlich verlangsamt und gestört. Die Vitalität ist deshalb herabgesetzt. Neigung zu Ohnmachten, allgemeine Schwäche und Minderwertigkeit des Venensystems, insbesondere der kleineren Gefäße, welche oft degenerieren

und dann zu den bekannten venösen Kapillarnetzen, die in der Haut sichtbar werden, Veranlassung geben.

Psyche: Typisch ist Abneigung gegen Dunkelheit sowie – beim weiblichen Geschlecht – Angst vor Geistern.

Das Gesicht ist schlapp, oft aufgedunsen und cyanotisch, in schwereren Stadien bleich, hippokratisch, oft mit kaltem Schweiß bedeckt. Sehr häufig finden sich die typischen Venektasien an den Nasenflügeln und den Wangen.

Im Darmsystem wiegen G a s b e s c h w e r d e n vor. Der Bauch ist voll von Gasen. Der Patient hat daher ein Völlegefühl, was häufig begleitet ist von Schläfrigkeit. Ranziges, saures oder faules Aufstoßen. Morgenübelkeit, Sodbrennen, Neigung zu Gärungsdyspepsie, bei starker Druckempfindlichkeit des Epigastriums. Der Stuhl ist häufig diarrhoeisch, die Defäkation begleitet von massivem Abgang von übelriechenden Winden. Afterbeißen und Absonderung eines ätzenden Sekretes in der Aftergegend. Die Stühle riechen häufig kadaverartig. Die Defäkation ist gefolgt von Brennen am After. Hämorrhoiden von bläulicher Farbe mit Schmerzen nach Stuhlabgang.

Schlimmer: abends, Kälte, fette Speisen, Butter, Kaffee, Milch bei warmem feuchtem Wetter (im Gegensatz zu *Nux vomica*). Wein, warmes geschlossenes Zimmer.

Besser: nach Aufstoßen in frischer Luft, durch Zufächeln in akuten Zuständen.

5. Calcarea carbonica

Dies ist ein typisches Mittel der sauren Diathese. Untersetzter Typus mit verminderter Exkursion in den Gelenken. Saure Kopfschweiße, welche besonders nachts auftreten. Hyperacidität des Magensaftes, saures Aufstoßen, saures Erbrechen und Sodbrennen. Typisch ist ebenfalls die Aufblähung der M a g e n g e g e n d mit starker Druckempfindlichkeit. Neigung nach Süßem und Eiern, häufig auch nach unverdaulichen Dingen, wie Kalk, Erde usw., Abneigung gegen heiße Speisen und Verlangen nach Kaltem, besonders nach kalten Getränken und Eis. Abneigung gegen Fleisch.

Schlimmer: durch physische oder geistige Anstrengung, durch trockene und feuchte Kälte, im Stehen und durch Milchgenuß.

Besser: trockenes warmes Wetter, beim Liegen auf der schmerzenden Seite. Weiteres über *Calcarea carbonica* s. S. 84.

6. Lycopodium

Lycopodium ist ebenfalls ein saures Mittel und der Lycopodium-Patient ist ein typischer Dyspeptiker, dessen Zustand vor allem verschlimmert wird durch Nahrung, welche Neigung zum Vergären hat, also stärkehaltige Speisen, Kohl, Bohnen, Erbsen und dergleichen. Ebenfalls Neigung zu Süßem. Saurer Geschmack im Mund. Geht mit Hunger an den Tisch, ist oft aber schon nach den ersten Bissen satt oder umgekehrt, das heißt er setzt sich ohne Hunger zum Mahl, aber während des Essens kommt ihm der Hunger, so daß er nachher nicht rechtzeitig aufhören kann und sich übergibt. Typisches Sodbrennen beim Aufstoßen der Speisen, jedoch geht dieses nur bis zum Pharynx. Das brennende Gefühl kann sehr lange nachher bestehen bleiben, oft stundenlang. Hat im Gegensatz zum Calcarea-carb.-Kranken Neigung, sehr heiß zu essen und zu trinken. Der Lycopodium-Patient hat typische Neigung zu Verstopfung. Der Stuhl ist hart, kleinkalibrig. Das Stuhlpressen fördert nur kleine Mengen von Kot zutage. Neigung zu Hämorrhoiden, welche schmerzhaft sind bei der Berührung *(Muriatis acidum)*. Typische Rechtslateralität. Die Schmerzen gehen von rechts nach links und von oben nach unten. Die Hauptverschlimmerung macht sich zwischen 16 und 20 Uhr geltend.

Schlimmer: durch Hitze, im warmen Zimmer, 16 bis 20 Uhr Bettwärme, Kleiderdruck, warme Umschläge. Hingegen bessern sich die Magenbeschwerden durch Aufnahme von warmen Speisen und Getränken.

Besser: durch Bewegung, nach Mitternacht, warme Speisen und Getränke, in kühler frischer Luft.

7. Magnesia carbonica

Typisch ist der chronische Gastrointestinalkatarrh mit vermehrter Azidität des Magensaftes und oft sauren Schweißen. Oft schmeckt geradezu der ganze Körper sauer.

Der Patient hat auch sauren Mundgeschmack, ferner Neigung nach Früchten, nach Saurem, nach Gemüsen, ebenso nach Fleisch, im Gegensatz zu Calcarea-carbonica-Kranken), Sodbrennen.

Schlimmer: Bettwärme, Temperaturwechsel, kalte Winde und kaltes Wetter, alle 3 Wochen.

Besser: durch warmes Wetter und warme Luft, beim Gehen in frischer Luft.

8. Arsenicum album

Auch dieses Mittel hat Sodbrennen von außerordentlicher Intensität, und zwar besteht es auch dann, wenn kein Aufstoßen erfolgt, im Gegensatz zu den meisten Mitteln, bei denen das Brennen meist nur während und nach dem Aufstoßen erscheint. Das Brennen kann hier außerordentlich lang anhalten, ja fast konstant sein. Es ist häufig verbunden mit einem Gefühl von Angst in der Magengegend. Verlangen nach Saurem und nach Kaffee. Brechen von **Blut, Galle und grünem Schleim.**

Der Arsenicum-Patient ist der typische Aristokrat, immer fein gekleidet, in jeder Beziehung tadellos gepflegt. Er ist außerordentlich kälteempfindlich, ängstlich, reizbar, sehr oft geizig, dabei peinlich exakt, auch in den unbedeutendsten Dingen.

Schlimmer: durch Kälte, feuchtes Wetter, von 0 bis 3 Uhr, durch kalte Getränke und kalte Speisen. Vor allem aber verträgt er Früchte und Gemüse nicht.

Besser: durch Wärme, warme Speisen und warme Getränke.

9. Natrium muriaticum

Auch dieses Mittel hilft Kranken mit Sodbrennen. Oft verbunden mit Palpitation in der Magengegend. Durstig, Verlangen nach Salz, Neigung zum Schwitzen während des Essens, Abneigung gegen Brot, welches verschlimmert, Verlangen nach fetten Speisen. Der Natrium-mur.-Patient ist ein frösteliger, reizbarer Melancholiker, der wegen der geringsten Kleinigkeit in Wut geraten kann. Seine Bewegungen sind hastig und ungeschickt, er läßt ständig Dinge fallen. Bei Frauen hysterisches Weinen und Lachen miteinander oder abwechselnd. Depressionen, aber Trost verschlimmert. Natriummur.-Zustände treten häufig nach länger dauerndem Kummer, unerwiderter Liebe und dergleichen auf.

Schlimmer: Ofenhitze, 10 Uhr, an der Meeresküste, durch Trost, Geräusche und Musik.

Besser: Dem Patienten ist nichts so verhaßt wie das tägliche Einerlei, weshalb Abwechslungen in der Diät, Änderungen des Ortes und der Gesellschaft ihn günstig beeinflussen. So kann dieser Kranke bei strengster Diät Beschwerden haben, bei einem Bankett aber fröhlich mitmachen, ohne nachher die geringsten Beschwerden zu verspüren. Er liebt es, festsitzende Kleider zu tragen, was ihn erleichtert, im Gegensatz zum Lycopodium-Patienten. Frische Luft bessert, ebenso kaltes Baden und Liegen auf der rechten Seite.

10. Pulsatilla

Hier finden wir Sodbrennen nach Genuß von Früchten, Eis und Süßspeisen, von welchen die in Fett gebackenen Küchlein am schlechtesten bekommen. Abneigung gegen Fette und warme Speisen sowie gegen warme Getränke. Dyspepsie mit Gefühl von Beengung in der Magengegend nach dem Mahle, so daß er die Kleider öffnen muß. Typisch ist D u r s t l o s i g k e i t. Magenschmerzen und Gefühl wie von einem Stein, meist eine Stunde nach dem Essen oder auch am Morgen beim Erwachen. Empfindung eines nagenden Hungers in der Magengegend, oft verbunden mit Pulsation daselbst. Empfindung von „goneness". Daß der Pulsatilla-Typ ein schüchterner Mensch ist, dabei äußerst sensibel, der bei der geringsten Bemerkung in Tränen ausbricht, sei nebenbei wieder einmal gesagt. Wenn das Sodbrennen zurückzuführen ist auf die obengenannten unverträglichen Speisen und Verschlimmerungsfaktoren, dann wirkt es meistens außerordentlich gut.

Schlimmer: Hitze, besonders warmes Zimmer, Fett, besonders Schweinefleisch, nach dem Essen, gegen Abend, auf der linken Seite liegend, durch Backwerk, Früchte und Eis.

Besser: in frischer Luft, durch Bewegung, kalte Umschläge, kalte Speisen und Getränke, durch Trost.

11. Sulfur

Auch der Sulfur-Patient neigt zu Hyperazidität mit Sodbrennen. Dabei hat er starkes Verlangen nach Süßem. Milch schmeckt ihm nicht und tut ihm auch nicht gut. Der Appetit ist sehr unregelmäßig, bald fehlt er ganz, dann hat er wieder Heißhunger. Fauliges Aufstoßen. Das Essen schmeckt ihm versalzen. Typisch ist, daß der Sulfur-Patient, ohne eigentlich Durst zu haben, während des Essens sehr viel trinkt und oft dafür wenig ißt. Weitere Sulfur-Symptome: Schwächegefühl gegen 11 Uhr mit Verlangen, etwas zu essen, wodurch ihm besser wird.

Psyche: unordentlich, heftig, egoistisch, nimmt keine Rücksicht auf die anderen. Neigung zur Philosophie und zu religiösen Spintisierereien, dabei Abneigung gegen die gewohnten Geschäfte. Oft sehr faul, reizbar und deprimiert.

Des weiteren: Neigung zu fliegender Gesichtshitze, überhaupt, zu warm zu haben. Deckt sich nachts ab, zieht leichte Kleidung auch bei Kälte vor, und im Bett leidet er oft unter Brennen an den Füßen und den Händen. Neigung zu Ekzemen.

Schlimmer: beim Stehen, bei Bettwärme, durch Waschen und Baden, 11 Uhr, durch alkoholische Getränke, w a r m e s Z i m m e r.

Besser: trockenes, warmes Wetter, frische Luft, auf der rechten Seite liegend.

12. Argentum nitricum

Es ist das letzte Mittel, welches wir beim Sodbrennen besprechen müssen. Dieser Patient ist ein typischer chronischer Gastritiker, oft leidet er an Magengeschwüren. Übelkeit, Aufstoßen, Erbrechen eines stärke-ähnlichen Schleimes sind typische Symptome. Brennende und nagende Schmerzen in der Magengegend, die durch Aufstoßen erleichtert werden, doch kann er nur schwer das Aufstoßen herbeiführen, obwohl er Anstrengungen dazu macht. Typisch ist die sehr starke Aërogastrie und Aërocolie. Starke Neigung nach Süßem, welches verschlimmert, insbesondere verstärken Süßigkeiten ungemein das Luftaufstoßen und die Aërogastrie.

Der Argentum-nitr.-Patient ist meist mager und bleich, oft bestehen Gleichgewichtsstörungen und Schwäche in den Beinen. Typisch für ihn ist die Unverträglichkeit des warmen Zimmers.

Psyche: immer in Eile, voll von üblen Vorahnungen, melancholisch und ängstlich. Typisch ist der emotive Durchfall, welcher eintritt, wenn der Patient sich etwas vorgenommen hat, also zum Beispiel auf eine Reise gehen will oder eine Vorladung bekommen hat.

Schlimmer: strahlende Wärme, aber auch warmes Zimmer, heißes Wetter und warme Umschläge. Süßes, nach dem Essen, durch Gemütserregungen und (ausnahmsweise) durch kalte Speisen.

Besser: durch Luftaufstoßen, frische Luft und durch Druck.

Die Magen- und Duodenalulcera

Über die ursächliche Entstehung der Magen- und Duodenalulcera existieren, wie bei den meisten chronischen Krankheiten, über hundert Theorien, angefangen bei den Allerprimitivsten, welche sich die Entstehung der Ulcera durch die Scheuerung der Nahrung an der Magenwand erklären wollen, bis zu denen, welche eine Disharmonie der innersekretorischen Korrelationen als Entstehungsursache der Ulcera annehmen. Für den Homöopathen, eigentlich für jeden denkenden Menschen ist es selbstverständlich, daß alle diese Theorien entweder reine Hirngespinste sind, oder dann infolge Nicht-zu-Ende-Denkens der ursächlichen Zusammenhänge das Licht der Welt erblickt haben. Es ist ja klar, daß wir alle Magengeschwüre haben müßten, wenn die Scheuerung die Ursache für die Geschwürsbildung wäre, denn die Nahrung scheuert bei einem jeden von uns an der Magenwand. Nur fehlen eben die übrigen unerläßlichen Vorbedingungen für die Entstehung eines Geschwürs bei der großen Mehrzahl der Menschen, und bei diesen, das heißt bei den Gesunden, entsteht eben kein Ulcus. Die Theorien, welche die Geschwürsbildung durch ein Übermaß an Säuregehalt des Magensaftes oder durch eine Disharmonie der innersekretorischen Funktionen erklären wollen, übersehen, daß selbst beim Zutreffen dieser Annahme, was keineswegs bewiesen ist, dadurch nur die Causalkette um ein Glied weiter rückwärts verschoben würde, indem sowohl die Hyperacidität als auch die Störung der inneren Sekretion nicht vom Himmel auf den Patienten herabfallen, sondern ebenfalls ihre Ursachen haben müssen. Mit derartigen Spekulationen gerät man nur in Sackgassen hinein, indem man sich einbildet, etwas über die Entstehung der Krankheiten zu wissen, was insofern bedenkliche Folgen für die Therapie zeitigen kann, indem auf diese Spekulationen hin dann die Behandlungsmethoden aufgebaut werden. Daß diese entweder unnütz oder gar schädlich sein müssen, weil ja die ihnen zugrunde liegende Theorie keine reale Grundlage hat, ist daher für jeden denkenden Menschen eine logische Selbstverständlichkeit. Viel nützlicher für die Patienten wäre es, wenn man zugeben würde, daß man über die Entstehungsursache der Ulcera nichts weiß, denn dann würde man wenigstens keine langen, unnützen und kostspieligen Kuren verordnen und keinen Schaden stiften.

Es ist geradezu unglaublich, was therapeutisch gegen das Ulcusleiden schon alles ins Werk gesetzt wurde, angefangen von den langwierigen Diätkuren, welche den Patienten herunterbringen, bis zur Dauerduodenalsonde, ein ebenso langwieriges sowie äußerst lästiges Verfahren, bei dem der Patient dazu noch über Wochen hinaus arbeitsunfähig ist. Ungeachtet all dieser Maßnahmen heilen diejenigen Ulcera aus, die wollen; und diejenigen, die nicht wollen, bleiben bestehen, weshalb man nicht umhin konnte, sukzessive die Nutzlosigkeit dieser Therapien einzusehen, so daß eine Methode nach der anderen nach kürzerer oder längerer Dauer ihres Bestehens wieder verlassen wurde.

In der Homöopathie sind wir ungleich besser dran. Unsere Methode verlangt nicht, daß wir die Ursache des Ulcus kennen müssen, indem wir auch ohne diese Erkenntnis diejenigen Naturkräfte ausfindig machen können, welche das Ulcus in einem höchst beachtlichen Prozentsatz, der schätzungsweise etwa 80 bis 90 Prozent beträgt, heilen können. Selbstverständlich ist hierfür die Vorbedingung, daß das Ulcus nicht allzulange mit unzulänglichen Mitteln therapiert wurde, daß ihm also keine Zeit gelassen wurde zu callöser Entartung und narbiger Schrumpfung.

Ist der Prozeß bis zum letzten Stadium gediehen, was meist allerdings erst nach 5- bis 15jähriger Dauer des Leidens eintritt, dann liegt nicht mehr ein vitales Problem vor, sondern ein mechanisches. Zwar gelingt es auch in diesen weit vorgeschrittenen Fällen m i t u n t e r noch, das Ulcus zur Heilung zu bringen, das heißt die Narbenstriktur mindestens teilweise rückgängig zu machen, so daß der Patient praktisch beschwerdefrei wird und der Verdauungsmechanismus wieder normal funktioniert. Doch ist dies, wie gesagt, nur bei einem kleinen Prozentsatz dieser fortgeschrittenen Fälle möglich. Bei der Mehrzahl bleibt dann nur noch die Operation als ultimum refugium übrig. Selbstverständlich ist es aber nicht dasselbe, ob einer einen normalen, funktionstüchtigen Magen hat oder ob er mit einem kleinen Rest desselben vorlieb nehmen muß, denn mit einem Magenbürzel, dem zudem noch der Pförtner fehlt, geht oft eine mehr oder weniger erhebliche Funktionsstörung der Verdauung Hand in Hand. Sie mag in vielen Fällen gering sein, insbesondere wenn sich der Patient schonen kann; in anderen Fällen aber ist sie erheblich, was wohl jeder Erfahrene zu bestätigen vermag.

Das alles muß eben bedacht und in Hunderten von Fällen erfahren werden, um den Segen der Homöopathie auch bei dieser Krankheitsgruppe in vollem Umfange würdigen zu können.

Die Mittel, welche uns zur Heilung des Magen- und Duodenalulcus zur Verfügung stehen, sind außerordentlich zahlreich. Die wichtigsten sind folgende:

1. Argentum nitricum

Das Mittel wurde bereits auf S. 29 besprochen, weshalb ich auf das dort Gesagte verweise. Hier sei nur das ergänzt, was speziell dann Bedeutung hat, wenn es sich um einen Ulcusfall handelt. Da ist einmal der Schmerzcharakter: die Schmerzen sind nagend, bohrend, sitzen entweder im Epigastrium oder unter dem linken Rippenbogen, öfters strahlen sie in das linke Schulterblatt aus. Der Schmerz tritt entweder sogleich nach der Mahlzeit auf, mitunter aber erst eine halbe Stunde später. Meist sind die Schmerzen begleitet von heftigem und lautem Luftaufstoßen, was erleichtert. Charakteristisch ist bei diesen Ulcuskranken die Zunge, indem besonders die Papillen an der Zungenspitze entzündlich gerötet oder später atrophisch sind, was dem Patienten oft erhebliche Schmerzen verursacht. Oft ist auch die ganze Zungenspitze entzündet und rot. Im allgemeinen ißt dieser Patient außerordentlich hastig, da er ja, was ein Charakteristicum des Mittels ist, ständig glaubt, keine Zeit zu haben.

Schlimmer: durch kalte Getränke und durch Druck auf das Epigastrium, sonst durch Wärme aller Art.

Besser: durch warme Nahrung. Kann der Kranke erbrechen, so erleichtert ihn dies außerordentlich, ja bringt sogar die Beschwerden zum Verschwinden.

2. Hydrastis

Dieser Patient ist ein typischer chronischer Gastritiker. Er hat ständig Schmerzen in der Magengrube, welche tief sitzen, ihn beunruhigen und belästigen. Seine Verdauung ist schwach, und er leidet unter der typischen Empfindung des Hinseins (goneness), dazu meist auch unter Pulsationen im Epigastrium. Die Verdauungsstörungen haben atonisch-dystonischen Charakter und werden verschlimmert durch Genuß von Brot und Gemüse.

Psyche: Der Patient ist deprimiert, er verzweifelt an seiner Genesung, ist aber resigniert und erwartet den, wie er meint, sicheren Tod mit Gleichmut. Bei diesem Kranken bestehen auch fast immer Leberstörungen, meist hat er eine Gelbsucht zu irgendeiner Zeit seines Lebens durchgemacht. Ferner besteht chronische, h a r t n ä c k i g e O b s t i p a t i o n. Typisch sind auch noch die Erscheinungen der oberen Luftwege. Es besteht eine ausgesprochene Disposition zu Katarrhen, insbesondere der Nase, des Retronasalraumes und der Trachea mit einem dicken muco-purulenten Sekret. Dieselbe Neigung besteht auch im Mittelohr sowie in der Tuba Eustachii.

3. Geranium

Dieses Mittel ist charakterisiert durch seine massiven Blutungen und seine chronische Gastritis mit profuser Sekretion. Der Geranium-Patient leidet fast stets an habituellem Kopfweh, und bei den Frauen sind die Regeln zu stark, entsprechend seiner Neigung zu Blutungen, welche für das Mittel, wie gesagt, besonders charakteristisch sind. Das Mittel ist wenig geprüft, so daß wir nicht über eine hinreichende Pathogenesis verfügen, um es mit einiger Sicherheit auswählen zu können. Bei Ulcus-Patienten, die zu Blutungen neigen und an habituellem Kopfweh leiden, ist aber der Versuch mit *Geranium* begründet, insbesondere wenn es sich um Frauen handelt, die dazu noch starke Menstrualblutungen aufweisen.

4. Ornithogallum
Auch dieses Mittel neigt zur Ulceration, und zwar sowohl zum Ulcus als auch zum Carcinom. Das Geschwür sitzt bei *Ornithogallum* meist am Pylorus, dies zeigt sich auch bei der Schmerzexacerbation, welche in der Regel erst einige Stunden nach der Nahrungsaufnahme auftritt, das heißt dann, wenn die Nahrung durch den Pylorus entleert wird. Häufig kommt es dann noch zu einer zweiten Schmerzwelle um Mitternacht herum, welche in der Regel von einem demoralisierenden Schwächegefühl in Brust und Magen begleitet ist. Die Geschwüre des Ornithogallum-Patienten bluten sehr leicht und sind begleitet von Aufblähungen des Magens und häufigem Luftaufstoßen mit üblem Geruch. Der Kranke ist meist abgemagert und schwach. Diese Schwäche kann bis zur Prostration gehen. Charakteristisch ist auch, daß das typische E l e n d s g e f ü h l den Patienten nachts nicht schlafen läßt, auch wenn er keine Schmerzen hat.

5. Uranium nitricum
Für dieses Mittel sind typisch die b o h r e n d e n S c h m e r z e n i n d e r P y l o r u s g e g e n d, welche von Flatulenz und Gasauftreibung begleitet sind. Gleichzeitig stark erhöhter Appetit, oft geradezu Heißhunger. Auch besteht meist heftiger Durst.
Der Patient ist meist abgemagert und schwach, dabei besteht Tendenz zu Ascites und Ödemen sowie gleichzeitige Trockenheit der Schleimhäute.
Psyche: deprimiert, schlecht gelaunt, besonders am Morgen. Typisch ist die B e s s e r u n g d e r B e s c h w e r d e n d u r c h E s s e n.

6. Bismutum
Das Mittel ist vor allem charakterisiert durch Magenschmerzen von großer Heftigkeit. Sie haben meist brennenden, krampf- oder kolikartigen Charakter und sind oft verbunden mit der Empfindung, einen Bleiklumpen im Magen liegen zu haben. Häufig strahlen sie gegen die Wirbelsäule aus. Auch sind sie oft begleitet von Sodbrennen und von Erbrechen. Der Patient verträgt insbesondere die Flüssigkeiten nicht, die sofort erbrochen werden, sobald sie in den Magen gelangen (*Phosphorus*). Es besteht meist eine chronische Gastritis. Häufig findet sich ein periodisch auftretendes, heftiges Kopfweh (oder Migräne), das aber nie gleichzeitig mit den Magenschmerzen vorhanden ist, sondern mit denselben a b w e c h s e l t. Starker Durst. Verlangsamte und mühsame Verdauung mit Retention der Speisen im Magen, welche oft einige Tage nach ihrer Aufnahme durch Erbrechen herausbefördert werden. Die Zunge ist weiß belegt, und es besteht oft ein metallischer Geschmack im Munde. Die Disposition zu Krämpfen zeigt sich oft auch in den Extremitäten, wo Muskel-

krämpfe auftreten, ferner auch im Brustraum, indem *Bismutum* angina-pectoris-ähnliche Beschwerden hervorrufen kann.

Psyche: Während der gastrischen Beschwerden nimmt der Patient eine eigentümliche Psyche an. Er verträgt dann absolut nicht, allein zu sein, sondern hat ein starkes Verlangen nach Gesellschaft. Es hat den Anschein, als ob der Kranke seine Schmerzen allein nicht ertragen könnte.

Schlimmer: Typische Verschlimmerungen sind nicht bekannt, außer der, daß Flüssigkeiten zum Erbrechen führen.

Besser: Die Schmerzen lindern sich durch Rückwärtsbeugen *(Dioscorea)* und durch Aufnahme kalter Getränke, die Kopfschmerzen durch kalte Umschläge.

7. Kalium bichromicum

Dieses Mittel hat eine besondere Affinität zu den Schleimhäuten, wo es Katarrhe mit Absonderung eines zähen, gelben oder weißen, oft fadenziehenden und festhaftenden Sekretes hervorruft. Durch dessen Eintrocknen bilden sich Krusten, welche dann beim Ablösen oft eine blutende oder geschwürige Schleimhaut hinterlassen. Seine Aktion ist aber nicht minder ausgesprochen auf die Nieren und die Leber, ferner auf die Gelenke. Überall führt es zu eher chronischen oder subakuten Entzündungen, welche oft in bindegewebige oder geschwürige Umwandlung übergehen. Der Kaliumbichr.-Patient ist meist korpulent, fleischig mit rotem Gesicht und heller Haarfarbe. Wenn die Schleimhäute nicht entzündet sind, sind sie meist trocken. Es besteht ein ausgesprochenes Durstgefühl, dazu aber Abneigung gegen Wasser. Starkes Verlangen nach Bier und sauren Getränken, doch bekommt ihm ersteres nicht. Völlegefühl, welches sofort nach dem Essen auftritt mit Schwere in der Magengrube, wie von einem Stein; in ausgesprochenen Fällen auch brennende Schmerzen, welche häufig nach dem R ü c k e n ausstrahlen. Sodbrennen ist nur ganz ausnahmsweise vorhanden. Typisch ist, daß die Schmerzen des Kaliumbichr.-Patienten sich häufig auf ganz kleine Zonen, von der Größe eines Zweimarkstückes oder kleiner lokalisieren. Typisch ist ferner der zähe, fadenziehende Speichel. Die Zunge ist rot, oft glänzend wie lackiert, dazu glatt und trocken. Gelegentlich findet sich auch die Landkartzunge. Gefühl eines Haares auf der Zunge. Nausea und Erbrechen, besonders morgens und nach Biergenuß. Chronische Gastritis. Typisches rundes Magen- oder Duodenalulcus. Schmerzen in der Lebergegend, Neigung zu Fettleber und Lebercirrhose. Typisch ist das Alternieren von Magenschmerzen und rheumatischen Erscheinungen, welche nie gleichzeitig auftreten. In den mit Rheuma befallenen Gelenken findet sich dann häufig ein ganz feines Crepitieren beim Bewegen bei gleichzeitigem heftigem Bewegungsschmerz.

Schlimmer: nach Genuß von Fleisch und Bier, Kälte (Katarrhe, Magenschmerzen), Wärme (Rheuma), morgens, beim Umkleiden, im Herbst.

8. Phosphorus

Dieser Patient ist ein oxygenoïder, hyperemotiver und aufgeregter Tuberkuliniker. Er leidet an Reizungen, Entzündungen und degenerativen Prozessen, insbesondere der Schleimhäute, der Knochen (vorzugsweise Unterkiefer und Tibia), ferner in den parenchymatösen Organen, welche fettig degenerieren. Außerdem wirkt *Phosphorus* auf das Blut, wo das Mittel hilft, wenn die Gerinnungsfähigkeit vermindert und als weitere Folge Neigung zu Blutungen besteht. Es beeinflußt auch günstig die Blutgefäße, welche fettig degenerieren. Typisch ist beim Phosphorus-Kranken der s t ä n d i g e H u n g e r , welcher schon kurz nach dem Essen wieder auftritt, dazu besteht meist ein säuerlicher Geschmack im Munde. Aufstoßen von Luft und Speisen. Es besteht meist starker Durst mit Verlangen nach kaltem Wasser, welches in akuten Exacerbationen aber meist sofort wieder erbrochen wird. Der Schmerz beim Phosphorus-Patienten sitzt meist ziemlich hoch in der Gegend der Cardia, welche spastisch verengt ist, so daß die Speisen und Getränke, bevor sie im Magen angelangt sind, durch Erbrechen wieder herausbefördert werden. Abneigung gegen w a r m e Speisen und Getränke. Tendenz zum Blutbrechen. Ganz charakteristisch für Phosphorus-Kranke ist aber die b r e n n e n d e G a s t r a l g i e , die nur vorübergehend durch kalte Getränke gebessert wird. Diese Gastralgie ist begleitet von einer starken Druckempfindlichkeit des Epigastriums, ferner meist von einem Gefühl des Hinseins, von Schwäche oder von Kälte im Magen und im ganzen Bauch, welch ersteres durch Essen gebessert wird (*Sulfur, Sepia*). Der Patient hat ein starkes Verlangen nach Salz und Gewürzen, welche ihm aber schlecht bekommen. Die Leber ist oft schmerzhaft, vergrößert und entzündet. Später geht diese Entzündung in fettige Degeneration über. Gelbsucht ist beim Phosphorus-Patient außerordentlich häufig, auch das Pankreas ist oft in Mitleidenschaft gezogen.

Weitere Symptome: Das Gehör ist oft vermindert, besonders für die menschliche Stimme, während er andere Geräusche gut wahrnimmt. Kleine Wunden bluten stark. Neigung zu Blutungen wie Epistaxis, Genitalblutungen, S i n u s i t i s m i t b l u t i g e m S e k r e t usw. Sehr übelriechende Stühle und Winde, erstere von dünnem Kaliber. Die Libido ist meist außerordentlich erhöht bei Potenzschwäche. Häufige erotische Träume. Samenergüsse. Neigung zu Heiserkeit und Aphonie, ferner zu einem Reizhusten, welcher durch ein Kitzelgefühl in der Trachealbifurkation hervorgerufen wird. Er tritt ganz besonders gern auf, wenn der Patient sich abends zu Bett legt. Neigung zu Blutwallungen im Thorax und im Gesicht, erstere sind meistens von einem Beengungsgefühl begleitet oder von der Empfindung, es liege dem Patienten ein großes Gewicht auf der Brust. Starke Schläfrigkeit, besonders nach dem Essen, Neigung zu Purpura.

Psyche: ängstlich, insbesondere in der Dämmerung. Wenn der Kranke dann ins Freie geht, hat er das Gefühl, als ob hinter jedem Busch oder Haus eine unheimliche Gestalt versteckt sei, die jeden Moment hervorkommen müsse.

Neigung zu Somnambulismus und Hellsichtigkeit. Auffahren wegen des geringsten Geräusches, also außerordentlich sensibel in jeder Beziehung, auch in bezug auf äußere Sinneseindrücke. Reizbarkeit. Hitzewellen, welche sich über den ganzen Körper ausbreiten können. Ständig unruhig, ständig in Bewegung, leicht beleidigt, aber merkwürdigerweise ist der Geist langsam, das heißt der Kranke ist oft schwer von Begriff. Ein Schüler, der den Ausführungen der Lehrer wegen seiner Langsamkeit kaum zu folgen vermag und daher in der Schule und im Studium nur schwer vorwärts kommt. Neigung und Verlangen nach Gesellschaft.

Schlimmer: Vor allem besteht eine ganz besondere Empfindlichkeit auf Sturm und Gewitter. Der Patient fürchtet dieselben und gerät geradezu in eine Panikstimmung hinein, die sich oft schon beim Herannahen eines Gewitters einstellt. Wetterwechsel, beim Durchnässen in warmem Sommerwetter, durch Berührung, körperliche und geistige Anstrengung, in der Dämmerung, beim Steigen, durch warme Speisen und Getränke. Auf der linken Seite liegend.

Besser: in der Dunkelheit (dies ist merkwürdig, da Dämmerung verschlimmert), auf der rechten Seite liegend (linke verschlimmert), kalte Speisen und Getränke, frische kühle Luft, Abwaschungen mit kaltem Wasser. Ein ganz besonderer Besserungsfaktor ist der Schlaf; selbst ein ganz kurzer Schlaf erfrischt den Patienten ungemein.

9. Calcarea carbonica

Dieser Patient hat, wie bereits gesagt, eine Neigung zu saurer Diathese und zu Hyperchlorhydrie. Magenulcera sind bei ihm häufig. Hinsichtlich des Mittelbildes verweisen wir auf S. 26 und 84.

10. Lycopodium

Auch dieser chronische Dyspeptiker weist eine saure Diathese auf und ist oftmals disponiert zu Geschwüren im Magendarmtractus. Magenulcera kommen zwar eher selten vor, häufiger sind solche des Duodenums entsprechend der Rechtslateralität des Mittels und seiner Modalität: schlimmer 3 bis 5 Stunden nach dem Essen und besser durch Zusichnahme von kleinen Mengen von Nahrungsmitteln. Als Mittelbild verweisen wir auf S. 86.

11. Petroleum

Dieses Mittel hat den typischen Hungerschmerz, wie er vom Ulcus duodeni bekannt ist, dazu Sodbrennen mit der Empfindung, der Magen sei ständig leer (goneness). Der Hunger ist ein hervorstechendes Symptom des Petroleum-Patienten. Er ist ständig mehr oder weniger vorhanden, ganz besonders aber nach Stuhlentleerung. Der Kranke muß dann etwas essen. Bei anderen Patienten wieder besteht ein ständiger quälender Heißhunger, und andere wieder knabbern ständig, weil diese stetige Nahrungszufuhr ihre Schmerzen lindert. Diese Patienten wachen oft in der Nacht auf, ja sie müssen gar wegen des starken Hungergefühls aufstehen und etwas essen (*Psorinum*). Ein weiteres typisches Symptom ist ein lauchartiger Mundgeruch. Das Mittel hat sich bewährt bei Aufstoßen eines reizenden, ätzenden, sauren Sekretes, begleitet von Sodbrennen, ferner Aërogastrie mit Völlegefühl. Starke Abneigung gegen Fett und Fleisch. Die Schmerzen verschlimmern sich besonders nach Genuß von K o h l , B o h n e n und E r b s e n . Im Dünndarm finden starke Gärungsprozesse statt, was zu chronischer exacerbierender Dyspepsie führt mit Ü b e l k e i t , E r b r e c h e n und S c h w i n d e l . Häufig führt diese Enteritis zu gelb-grünlichen Stühlen, die stark übelriechen und mit e x p l o s i v e r K r a f t entleert werden. Diese Diarrhoe hat die Merkwürdigkeit, daß sie fast ausschließlich t a g s ü b e r den Patienten belästigt.

Weitere Symptome: A f t e r b e i ß e n , schlimmer bei Bettwärme. Ü b e l k e i t beim Wagenfahren und insbesondere auf der See. Schwindelgefühl oder Kopf wie von Nebel umgeben, oder auch wie vergiftet. Nässendes Ekzem der Kopfhaut, besonders im Occiput und hinter den Ohren. Die Haare sind schmerzhaft bei der Berührung. Ferner Blepharitis und Schrunden an den Lidwinkeln. Im Gesicht die Empfindung, als ob die Haut mit eintrocknendem Eiweiß bestrichen worden wäre, was unangenehm spannt. Schrunden an den Nasenlöchern, welche brennen. Kälteempfindung im Abdomen, besonders wenn Durchfall besteht, ferner in der Herzgegend. Schwächeanfälle und Ohnmachten. Schrunden an den Fingerspitzen, schlimmer im Winter. Die Haut ist trocken, rauh und weist Schrundenbildung auf. Impetigo, Psoriasis und nässende Ekzeme, welche ein wäßriges Sekret absondern. Neigung zu h e r p e t i s c h e n Ausschlägen am Perineum und Praeputium. Entzündliche Prostataschwellung sowie Ekzem des Afters und des Perineums mit Nässen. Nässende Frostbeulen an den Händen, die beißen und brennen.

Psychische Symptome: Desorientation, so daß der Patient auf der Straße seinen Weg nicht mehr findet. Halluzinationen: Er sei doppelt oder es liege jemand neben ihm im Bett; hat das Gefühl, der Tod sei nahe, was ihn veranlaßt, seine Geschäfte in Ordnung zu bringen und sein Testament zu machen. Reizbar, leicht beleidigt, stark beeinflußt und verschlimmert von Gefühlserregungen und durch Verdruß.

Schlimmer: vor allem im Winter und bei feuchtem Wetter, vor und während Gewitter, beim Wagenfahren und auf der S e e , durch Gefühlserregungen.

Besser: trockenes Wetter, im Sommer, durch warme Luft, bei hochgelagertem Kopf und vor allem durch Essen.

12. Graphites

Der Graphites-Patient ist meist ein fetter, frösteliger, verstopfter und atonischer Dyspeptiker, fast immer mit schwachem Appetit, was im Gegensatz steht zu seinem gewöhnlich großen Körpergewicht. Er hat besonders Abneigung gegen Süßigkeiten, gegen warme Speisen und gegen Fisch. Auch dieser Patient hat den typischen Hungerschmerz, und zwar haben die Schmerzen meist brennenden Charakter wie bei fast allen Mitteln der Carbo-Gruppe. Daneben treten aber auch Krämpfe auf sowie nagende Schmerzen, was alles besonders schlimm wird, wenn der Magen leer ist und den Kranken ebenfalls (wie *Petroleum*) zwingt, ständig zu essen. Dadurch wird es besser, aber es hält nicht lange an. Übelkeit und Erbrechen, welche sich verschlimmern nach dem Essen, insbesondere dann, wenn der Patient Süßigkeiten zu sich genommen hat. Gegen heiße Getränke hat er ebenfalls eine Abneigung, auch diese bringen eine Verschlimmerung mit sich. Der Magen und der Bauch sind aufgetrieben, und der Patient hat oft ein ständiges Bedürfnis, sich durch Aufstoßen zu erleichtern, doch gelingt ihm dies nur schwer. Kleiderdruck wird nicht vertragen. Meist besteht Verstopfung, in anderen Fällen Durchfall, welcher sehr übelriechend ist. Auch die Winde haben einen sehr üblen Geruch, ja selbst der ganze Patient verbreitet oft einen widerlichen, s c h i m m e l i g e n Geruch, welcher für feinere Nasen häufig geradezu unausstehlich ist.

Weitere Symptome: Typisch ist die t r o c k e n e v e r d i c k t e Haut mit Neigung zu Kelloïdbildung nach Verletzungen. Akne. Neigung zu Intertrigo und Ekzemen, welche nässen und meist ein honigartiges, dickflüssiges Sekret absondern. Prädilektionsstellen sind: hinter den Ohren, in der Nackengegend, Gelenkbeugen, Leistengegend, bei Frauen unter den Brüsten. Die Haut hat nur geringe Widerstandskraft. Die kleinste Wunde eitert daher sehr leicht. Ulcus cruris mit Absonderung eines dickflüssigen, übelriechenden Sekretes. Neigung zu Schrunden, sowohl an den Augen- wie auch an den Mundwinkeln, bei Frauen an den Brustwarzen, ferner zwischen den Zehen. Übelriechender Fußschweiß. Ödeme an den unteren Extremitäten.

Neigung zu Blutwallungen nach dem Kopf. Empfindung, wie wenn ein Spinngewebe auf das Gesicht aufgeklebt wäre. Brennende Schmerzen in allen möglichen Regionen. Brennende Neuralgien. Reizende Ausschläge auf der Kopfhaut. Am Auge findet sich häufig Blepharitis mit Photophobie, Lidekzeme, Fissuren an den Augenwinkeln. Oft Schwerhörigkeit mit der Eigentümlichkeit, daß der Kranke besser hört bei Lärm, zum Beispiel im fahrenden Eisenbahnzug. Übler Mundgeruch, oft wie abgestandener Urin riechend. Zungenbrennen mit kleinen Bläschen. Saures Aufstoßen. Die Menses sind verspätet, meist begleitet von Verstopfung, spärlich und nur blaßrot. Zahlreiche rheumatische Symptome.

Psyche: furchtsam, Auffahren beim kleinsten Geräusch. U n e n t s c h l o s s e n , von üblen Vorahnungen gequält, in anderen Fällen aber auch frech und arrogant, besonders Schulkinder. Abneigung gegen die gewohnte Arbeit.

Muß ständig die Finger und Beine bewegen beim Sitzen. Die Musik bringt ihn in rührselige Stimmung.

Schlimmer: Wärme, besonders das warme Zimmer, vor und während der Menstruation, Fasten.

Besser: durch Essen, durch Wickel, in der Dunkelheit.

13. Anacardium

Der Anacardium-Patient ist ein Dyspeptiker, der periodisch an Gastralgien leidet, die meist mit Übelkeit und Erbrechen verbunden sind. Er hat den typischen Hungerschmerz des Ulcus duodeni. Auch seine übrigen Symptome werden gebessert durch Essen und verschlimmern sich, wenn der Magen leer ist. Dazu die Empfindung von Völle mit Neigung zu hastigem Essen.

Weitere Symptome: Meist besteht Verstopfung, welche atonisch oder spastisch sein kann, wobei im letzteren Falle vergeblicher Stuhldrang besteht, welcher den Patienten zwingt, das Klosett aufzusuchen, ohne entleeren zu können. Afterbeißen mit Nässen. Empfindung eines Stopfens oder eines Balls an den verschiedensten Orten, besonders im Mastdarm und in der Blase, daselbst auch Einschnürungsgefühl. *Anacardium* hat auch eine Affinität zur Haut und produziert stark beißende Ekzeme verbunden mit Reizbarkeit, ferner Urticaria, plötzlich auftretende, flüchtige Ödeme, Bläscheneruptionen (ähnlich wie *Rhus Toxicodendron*).

Psyche: Fixe Ideen sind typisch, ferner Halluzinationen. Der Patient hat das Gefühl, er sei doppelt oder zwei verschiedenartige Willen bekämpften sich gegenseitig in seinem Innern. Angstgefühle, besonders das Gefühl, er werde verfolgt. Dazu Depression und Hypochondrie mit Neigung zu fluchen, zu schwören und überhaupt heftige Ausdrücke zu gebrauchen. Schlechtes Gedächtnis, sehr leicht beleidigt, Mangel an Selbstvertrauen und Mißtrauen gegen andere. Hellhörig, er hört häufig Stimmen. Oft Neigung zur Unmoralität.

Schlimmer: durch heiße Umschläge, nüchtern, Fasten.

Besser: durch Essen, durch Frottieren der Haut, bei Liegen auf der Seite.

Das Magencarcinom

Wir können nicht behaupten, mittels der Homöopathie den Krebs zu heilen: unsere Dauererfolge beschränken sich auf einen geringen Prozentsatz. Dem homöopathischen Arzt sei daher empfohlen, operable Fälle dem Chirurgen zu überweisen, schon um sich keinen Vorwürfen oder gar Prozessen auszusetzen, da bei mangelhaftem Erfolg immer zu befürchten ist, daß sich irgendein liebenswürdiger „Kollege" findet, welcher den Patienten oder seine Angehörigen zum Prozeß ermuntert. Es kommt dann zu einem Gutachten, wo es meist triumphierend heißt, daß nach dem heutigen Stande der Wissenschaft ein operabler Krebs chirurgisch behandelt werden müsse. Obwohl auch bei der chirurgischen Behandlung länger dauernde Beschwerdefreiheit nur in einem Bruchteil der behandelten Fälle erreicht wird, nach den besten Statistiken etwa 7%, so wird, wie die Erfahrung zeigt, im Gutachten dann keineswegs auf diese miserablen Resultate hingewiesen, sondern so getan, als ob der Krebskranke durch sofortige Operation mit an Sicherheit grenzender Wahrscheinlichkeit hätte geheilt werden können. Das hat zur Folge, daß der homöopathische Arzt, der sich mit bestem Wissen und Gewissen um den Patienten bemüht hat, verurteilt wird. Es kann sogar vorkommen, daß gegen den betreffenden Homöopathen Strafanzeige wegen leichtfertigen und unmoralischen Verhaltens eingereicht wird, wie es einem Kollegen bei uns passiert ist. Das gibt dann Gelegenheit, ihn auch noch moralisch gehörig fertigzumachen.

Wenn es einem Homöopathen passiert, daß er in eine Schadenersatzklage verwickelt wird, so sollte er mit allem Nachdruck versuchen, einen homöopathischen Arzt als Gutachter zu bekommen, indem er jeden anderen kategorisch als unkompetent ablehnt. Er kann auf die Präzedenzfälle verweisen sowie auf die Gepflogenheit, daß jeder Fall a u s n a h m s w e i s e von einem z u s t ä n d i g e n Spezialisten begutachtet werden muß und daß in seinem Falle nur ein Homöopath zuständig sei. Sollte dies nicht bewilligt werden, muß er sofort die nötigen Rechtsmittel ergreifen, um dies durchzusetzen, worüber ich mich nicht weiter auslassen kann, da in den verschiedenen Ländern die Verfahren andersartig sind. In den meisten Ländern wird übrigens heute dieser Standpunkt geschützt; das obenbeschriebene Vorgehen ist die einzige Möglichkeit, sich vor krassen Ungerechtigkeiten zu retten. Die Möglichkeit, Recht zu bekommen, wenn man eine homöopathische Behandlung bei einem operablen Krebsfall einleitet, ist durchaus vorhanden, aber dies ist nicht sicher. Gegen den Zeitgeist zu verstoßen, ohne daß wir den üblichen Behandlungsmethoden wirklich etwas viel Besseres entgegenzusetzen hätten, ist aber gefährlich, deshalb ist mein Rat, die Hände von operablen Carcinomen zu lassen. Wenn sie inoperabel sind, wird es uns hingegen niemand verwehren, uns mit diesen meist wenig erfreulichen Fällen zu befassen.

Immerhin sind wir nicht waffenlos gegen das Carcinom. So können wir gelegentlich einen solchen Patienten heilen, wie jenen Kranken, den ich dem Chirurgen überwiesen hatte, bei dem aber nach Eröffnung der Bauchhöhle ein weit verzweigtes inoperables Carcinom zum Vorschein kam mit massiven Einbrüchen in die retroperitonealen Drüsen. Da der Chirurg die Operation nicht durchführen konnte und andere Methoden beim Magencarcinom kaum in Frage kommen, führte ich die homöopathische Behandlung durch, allerdings indem ich ihn noch gleichzeitig röntgenbestrahlte, aber nur mit sehr kleinen Dosen. Er erhielt im ganzen weniger als die Hälfte der bei Carcinomen üblichen Dosen. Ob die Röntgenbestrahlung einen Einfluß gehabt hat oder nicht, kann ich nicht ermessen, es sei nur darauf hingewiesen, daß das Magencarcinom als völlig strahlenrefraktär gilt, selbst bei Applikation von Maximaldosen. Wenn die Röntgenstrahlen in diesem Fall einen Einfluß gehabt hätten, so müßten sie ganz anders gewirkt haben als durch Zerstörung der carcinomatösen Zellen; sie müßten in irgendeinem Sinne die homöopathische Behandlung unterstützt haben. Ob dies der Fall war oder nicht, kann niemand sagen. Kurz und gut, der Fall wurde geheilt und der Mann, ein Landwirt, besorgte noch 8 Jahre später ohne Hilfe seine ganze Landwirtschaft. Er mußte sogar mehr leisten als früher, weil er vordem immer einen Knecht gehabt hatte, bei dem herrschenden Mangel an Arbeitskräften aber später auf eine solche Hilfe verzichten mußte. Auch einige Jahre später habe ich noch einmal gehört von einem Patienten, der aus jenem Dorf zu mir kam, daß er noch am Leben sei, hingegen habe ich ihn selbst aus den Augen verloren.

Wenn wir also Carcinome auch nicht in einem größeren Prozentsatz heilen können, so können wir – und dies muß mit allem Nachdruck betont werden – das Wachstum des Carcinoms in vielen Fällen ganz außerordentlich verlangsamen, ja sogar des öfteren eine gewisse Einschmelzung des Tumors erreichen, der, wenn er auch nicht verschwindet, doch erheblich kleiner wird, was wir besonders am Mammacarcinom gut verfolgen können. Zweitens, und dies scheint mir ein ganz besonders wichtiger Punkt zu sein, befindet sich der Patient während der Dauer der homöopathischen Behandlung, selbst wenn das schließlich eintretende Ende nicht verhindert werden kann, meist in einem ausgezeichneten physischen und moralischen Zustand, und zwar bis in die letzten Tage vor seinem Ableben. Da sieht man nicht viel von den Kachexien, wie sie in der Regel nach den Röntgenbestrahlungen oder oft auch nach Operationen auftreten und monatelang oder gar bis zum Ableben bestehen. Bei der homöopathischen Behandlung kommt der Patient meist wieder auf, selbst wenn er sich vorher kaum mehr schleppen konnte oder bettlägerig war. Sein Aussehen bessert sich, er nimmt sogar oft wieder etwas zu, und selbst bei ausgedehnten Fällen mit Metastasen kann man ihn oft noch bei gutem Allgemeinzustande 2 bis 3 und noch mehr Jahre am Leben erhalten. Dann wird er plötzlich schwach, legt sich zu Bett und in wenigen Tagen ist das Ende da, das gleichsam wie ein natürliches Aufhören des Lebenszyklus erscheint und den Patienten abberuft, ohne daß er groß zu leiden hätte. Wenn man diese homöopathisch behandelten Fälle mit jenen anderen vergleicht, wo Operationen, Strahlenbehandlung, künstliche Körperausgänge und anderes dergleichen vorgenommen wurde, so kann man sich der Einsicht nicht verschließen, daß die Homöopathie auch in diesen Fällen ein Segen ist, daß sie das ist, was die Natur eigentlich in Tat und Wahrheit erfordert, was aber die Schulmedizin nicht akzeptieren will, weil sie in ihrer Berufsblindheit den Lebenszyklus eines Menschen nicht mehr als ein geschlossenes Ganzes betrachtet. Sie weiß nichts von dem Gesetze, daß alles, was entstanden ist, notwendigerweise auch wieder vergehen muß, so auch der Mensch. Die Augen vor dieser Tatsache verschließend, stachelt sie künstlich auch in hoffnungslosen Fällen alle Lebensreaktionen aufs Heftigste auf, oder sie setzt durch giftige Drogen und durch Strahlen tiefe Wunden mit dem Erfolg, daß das Ende nicht in erträglicher Form herankommt, sondern zu einer jammernswerten Tragödie wird, während welcher sowohl der Patient als auch seine Angehörigen ein mehrfaches zu leiden haben.

Statt wie ein Priester beruhigende Worte zu sprechen und sich an die Wahrheit zu halten, werden immer aufs neue trügerische Hoffnungen geweckt, um den Kranken für neue Schmerzen und weitere Opfer gefügig zu machen.

Man muß nur einmal, wie der Schreibende, einige Dutzend Oesophaguscarcinome mit Radium und Röntgenstrahlen selbst behandelt haben, um die volle Wahrheit des oben Gesagten bestätigen zu können. Aber nicht nur bei Oesophaguscarcinomen geht es gewöhnlich so, das heißt um so schlechter, je intensiver sie behandelt wurden, sondern — von Ausnahmen abgesehen — bei den meisten Krebskranken, gleich welcher Kategorie ihre Tumoren angehören und wo sie sitzen (außer der Haut).

Auch bei Schmerzen, welche durch Carcinome im späteren Stadium verursacht werden, haben wir außerordentlich wirksame Mittel. Nicht nur, daß diese Schmerzen meistens nicht auftreten, wenn der Patient von Anfang an konsequent homöopathisch, das heißt physiologisch, behandelt wurde, sondern auch dann noch, wenn er sich nach einer Operation wegen unerträglicher Rezidivneuralgien an uns um Hilfe wendet. Wir können ihm dann meist sehr bedeutende Erleichterung verschaffen oder ihn gar von seinen quälenden Schmerzen befreien.

Die gebräuchlichsten Mittel beim Magencarcinom mit ihren wahlanzeigenden Symptomen

1. Belladonna
Belladonna wird von den meisten Autoren zu den nicht psorischen Mitteln gerechnet, einzelne andere aber, z. B. BÖNNINGHAUSEN, reihen es in die antipsorische Gruppe ein, was heißt, daß es, falls angezeigt, einen sehr tiefgreifenden Effekt haben kann. Seine Magensymptome sind folgende: ein Gefühl von Zusammenschnürung, welches um den Körper herum bis zur Wirbelsäule ausstrahlt. Dazu vollkommenes Fehlen von Appetit mit besonderer Abneigung gegen Fleisch und Milch. Starker D u r s t für kaltes Wasser. Typisch sind seine krampfartigen, spastischen Schmerzen, die meist in der Duodenal- und Magengegend sitzen und nach abwärts ausstrahlen. Meist sitzen sie ganz hoch oben, dort wo der untere Oesophagusteil in die Cardia übergeht. Luftaufstoßen. Neben dem starken Durst findet sich auch sein Gegenteil, nämlich Abneigung und absolute Unmöglichkeit zu trinken, was ja *Belladonna* zu einem der wichtigsten Mittel in der Bekämpfung der Tollwut gemacht hat. Spastischer Singultus. Das Colon transversum ist aufgebläht und springt vor im Oberbauch. In dieser Gegend Schmerzen, wie wenn das Colon mit der Hand gequetscht würde, welche sich durch Druck und Stoß stark verschlimmern. Daneben auch schneidende Schmerzen, welche quer verlaufen sowie von rechts nach links, oder auch von links nach rechts. Außerordentliche Empfindlichkeit auf Berührung und Kleiderdruck.

Psyche: heftiger Charakter, der leicht in Zorn gerät und dessen Wut sich bis zu Tobsuchtsanfällen steigern kann. Neigung, den Ort zu wechseln, dem gewohnten Milieu zu entfliehen und zu vagabundieren. Außerordentlich gesteigerte Sinneseindrücke, die dann durch subjektives Hinzuphantasieren noch verstärkt werden und sich bis zu Halluzinationen steigern können. Sieht monströse Gestalten mit entsetzlichen Gesichtern. Neigung zu schlagen, zu beißen, verbunden mit Abneigung zu sprechen. Bricht aber oft mitten in einem Wutanfall in Tränen aus, infolge plötzlichen Umschlages in eine sentimentale Stimmung. Für die Schmerzen ist typisch, daß sie plötzlich auftreten und plötzlich wieder verschwinden.

Schlimmer: Berührung, Erschütterung, Druck, Geräusche, Zugluft und gegen Abend.

2. Conium
Conium ist ein typisches Mittel der Diathese, welche den Neubildungen zu Grunde liegt, seien es nun gutartige oder bösartige Tumoren. Schon oft habe

ich Geschwülste aller Art, insbesondere solche der Brustdrüsen, verschwinden sehen unter seiner Wirkung. In mehreren Fällen, wo solche Geschwülste mehrfach operiert und immer wieder rezidiviert hatten, schmolzen sie unter *Conium* ein, um nie mehr aufzutreten, ein stichhaltiger Beweis dafür, daß die Geschwulstbildung ein Phänomen ist, das den gesamten Körperhaushalt betrifft und das infolgedessen durch Exstirpation der Geschwulst allein nicht befriedigend zu lösen ist.

Leitsymptome: frösteliger Patient mit allgemeiner geistiger und körperlicher Schwäche, insbesonders die unteren Extremitäten sind befallen. Aufsteigende Lähmungen mit Zittern und Herzklopfen. Entzündlich oder geschwulstartig vergrößerte Lymphdrüsen, die meist steinhart sind. Sexuelle Schwäche mit verstärkter Libido. Schwindel, besonders beim Umdrehen im Bette oder Drehen des Kopfes. Kopfweh mit Übelkeit, schlimmer nach dem Essen. Photophobie mit Tränenfluß. Nebel vor den Augen. S c h w i t z e n   b e i m   A u g e n s c h l i e ß e n . Phlyktänuläre Conjunctivitis. Leberschmerzen mit Ikterus. Beengungsgefühl im Abdomen. Folgen von längerer Inkontinenz. Bei Frauen Dysmenorrhoe, schlaffe Brüste oder Brüste mit tumorartigen Knoten durchsetzt, welche oft schmerzen. Ovarien ebenfalls tumorartig entartet, geschwollen, verhärtet. Zungengrund schmerzhaft. Spasmen des Magens mit Übelkeit, ätzendem Sodbrennen und saurem Aufstoßen, welches durch Essen gebessert wird, aber einige Stunden darauf wieder auftritt. Brennen im Rectum nach Stuhlgang. S c h w ä c h e g e f ü h l   m i t   Z i t t e r n   n a c h   S t u h l g a n g . Hustenreiz, von einem trockenen Fleck im Kehlkopf ausgehend, welcher beißt und juckt. Oppression auf der Brust. Schmerz zwischen den Schulterblättern, sowie auch in der Lumbal- und Sacralgegend. Taubheit von Fingern und Zehen. Hand- und Fußschweiß, oft übelriechend.

Psyche: deprimiert, schüchtern und furchtsam infolge allgemeiner Schwäche. Abneigung gegen Gesellschaft, aber Angst vor dem Alleinsein. Abneigung gegen Geschäft und Studien, Interesselosigkeit. Gedächtnisschwäche. Geistige Arbeit ermüdet ungemein.

Schlimmer: beim Liegen, beim Drehen im Bett oder Aufstehen, durch längere geschlechtliche Enthaltung, Erkältung, körperliche oder geistige Anstrengung, vor und während der Regeln.

Besser: durch Fasten, in der Dunkelheit, Bewegung und Druck.

3. Arsenicum album

Ein Mittel der Erschöpfung und des Adynamismus. Es wirkt fast nur bei schlanken, decrepiden Menschen, viel weniger bei korpulenten.

Leitsymptome: Brennende Schmerzen im Magen, begleitet von Angstgefühl, welches in der Magengegend sitzt. Dazu ständiger Durst, trinkt häufig, aber jeweils nur eine geringe Menge. Übelkeit und Erbrechen, besonders nach

Aufnahme von Nahrung und Getränken. Verlangen nach Saurem, Milch und Kaffee. Erbrechen von Galle, Blut oder grünlichem Schleim.

Frösteliger Mensch. Brennende Schmerzen mit Entzündung der Conjunctiva und der Lider und ätzendem Tränenfluß. Ätzende Ausflüsse aller Art sind typisch. Photophobie, Otorrhoe. Dünner, wässeriger, ätzender Nasenfluß. C a d a v e r a r t i g e r Körpergeruch. Gesicht eingesunken, hippokratisch oder ödematös aufgeschwollen. Lippen livid oder schwärzlich. Metallischer Mundgeschmack. Dünnkalibriger Stuhl, sehr übelriechend, Durchfall, schlimmer nach dem Essen und nachts, durch Vegetabilien. Schmerzhafte Leber- und Milzschwellung. Menses zu früh und zu stark. Brennender, ätzender, übelriechender Weißfluß. Herzklopfen mit Atemnot und Schmerzen im oberen Teil der rechten Lunge. Brennende Schmerzen im ganzen Körper. Trockene, schuppende Hautausschläge, welche durch Kälte und Kratzen verschlimmert werden. Die Homöopathizität zu derartigen Hautausschlägen hat ja auch zur internen Verabreichung von *Arsenik* bei solchen Fällen durch die Schule geführt. Psoriasis. Periodizität ist typisch. Ödeme der unteren Extremitäten und Ascites.

Psyche: Diese ist besonders typisch: Ängstlichkeit mit Unruhe gepaart, welche den Patienten zwingt, ständig den Platz und die Stellung zu wechseln. A r i s t o k r a t i s c h e s N a t u r e l l , p e i n l i c h e x a k t , g e i z i g , Abneigung gegen Gesellschaft. Äußerst s o r g f ä l t i g in bezug auf Körperpflege und Kleidung. Elendsgefühl, hämischer Charakter, egoistisch und feig ist typisch.

Schlimmer: nachts, besonders um 1 Uhr herum, Kälte, feuchte Kälte, kalte Speisen und Getränke, Gemüse, Früchte, Meerluft. Rechtslateralität.

Besser: Wärme in jeder Form (außer Kopfschmerzen), in sitzender Stellung, warme Speisen und Getränke.

4. Kalium arsenicosum

Ebenfalls ein Mittel der malignen Geschwulstdiathese. Es ist aber nicht geprüft. Seine Indikation muß gestellt werden auf Grund des wenigen, das uns bekannt ist: Anämische Anamnese, fröstelig, nervöse Unruhe und Neigung zu Hauteruptionen, welche trocken und schuppig sind. Auch Akne, die sich während der Menstruation verschlimmert. Chronische Ekzeme, welche sich durch Wärme und beim Umkleiden verschlimmern. Psoriasis und lichenoide Ausschläge. Schrunden in den Gelenkbeugen. Blumenkohlartige Geschwülste am Muttermund mit fauligem Ausfluß. Typisch ist auch Asthma, das zwischen 2 und 3 Uhr auftritt.

5. Lapis albus

Lapis albus ist ein Gestein aus dem Gasteiner Tal, ein Doppelsalz (Calcium-Silico-Fluorat). Es hat eine einschmelzende Wirkung auf Gewebswucherungen und -indurationen, besonders auf vergrößerte Lymphdrüsen, Kropfgewebe und auf die präulcerative Phase bei Carcinomen. Nicht geprüft, aber klinische Beobachtungen.

Leitsymptome: brennende, stechende Schmerzen in Brust, Magen und Gebärmutter. Chronische Lymphdrüsenschwellungen. Korpulenter Typus mit Neigung zu Anämie. Heißhunger. Skrophulöse Anamnese. Rezidivierende Otitis media im Kindesalter. Juckreiz.

Verwandt mit *Silicea, Calcium jodatum, Conium*.

6. Carbo animalis

Carbo animalis hat vor allem eine Tendenz zu Gewebsverhärtung, ferner zu Degeneration des Venensystems. Die Venen sind aufgeschwollen und die Haut ist infolge einer gewissen Asphyxie bläulich.

Magensymptome: schwache Verdauung mit Gasaufblähung des Magens. Starke Fermentation, Schwächegefühl im Magen mit der Empfindung, als ob dieser ständig leer sei (Hinsein, goneness). Trotz dieser inneren Schwäche in der Magengegend und dem Gefühl, der Patient sollte eigentlich essen, mag er aber nicht, weil das Essen für ihn eine zu große Anstrengung bedeutet und er sich nachher noch müder und schwächer fühlt als vorher. Sodbrennen trotz Anacidität, wässeriges und leicht säuerliches Aufstoßen. Abneigung gegen fette Nahrung.

Psyche: Verlangen, allein zu sein, traurig und grüblerisch. Abneigung gegen Unterhaltung, welche der Patient meidet, indem er sich isoliert. Ängstlichkeit nachts mit Hitzewallungen.

Weitere Symptome: Die Hauteruptionen sind kupferfarbig. Neigung zu Akne rosacea und zu Frostbeulen, ebenso zu Warzen bei älteren Leuten, besonders im Gesicht und auf den Händen. Die Extremitäten sind cyanotisch. V e r g r ö ß e r t e u n d s t a r k v e r h ä r t e t e L y m p h d r ü s e n überall, wo solche dem Tastgefühl zugänglich sind. Übelriechender und reichlicher Nachtschweiß hauptsächlich an den unteren Extremitäten und besonders in der K n i e k e h l e. Brennende neuralgische Schmerzen bei rauher Haut mit Neigung zu Schrunden, nässend.

Schlimmer: Verlust von Körpersäften, durch Schwitzen, durch die Regeln und auch nach Coitus.

7. Carbo vegetabilis

In vielem ähnlich dem Vorgängigen, aber weniger maligne. Typisch dafür ist die Frösteligkeit mit ständigem Verlangen nach frischer Luft. Im übrigen verweise ich auf S. 25.

8. Condurango

Krebsige Oesophagusstriktur mit brennenden Schmerzen hinter dem Sternum und der Empfindung, als ob die Nahrung dort stecken bliebe. Die brennenden Schmerzen sind überhaupt für dieses Mittel typisch, ferner ebenfalls die Neigung zu Gewebsverhärtungen und zu malignen Geschwüren. Erbrechen.

Psychische Symptome sind keine bekannt, doch wahrscheinlich nur, weil das Mittel noch zu wenig geprüft ist. Hingegen ist ein wertvolles Leitsymptom: das Auftreten von s c h m e r z h a f t e n S c h r u n d e n in den Mundwinkeln. Meist besteht lange vor dem Auftreten des Tumors eine chronische anacide Gastritis, begleitet von dem typischen Brennschmerz und von häufigem Erbrechen. Es wurde auch über beachtliche Resultate bei Lippen- und Mastdarmkrebs berichtet, ferner bei ulcerierendem Hautkrebs, wenn diese Neigung zur Fissurenbildung vorhanden ist.

9. Euphorbium

Es gibt eine ganze Reihe von Präparaten, welche von verschiedenen Euphorbia-Arten gewonnen werden und *Euphorbia off.* genannt werden. Das bei Carcinom wirksame Produkt nennt sich aber *Euphorbium* und ist der harzreiche Saft von *Euphorbia resinifera*. Nur dieses Produkt ist wirksam, und zwar vor allem bei durch Krebs bedingtem Schmerz infolge des Einwachsens der Krebsstränge in nervöse Ganglien und Nerven. Diese Schmerzen sind meist außerordentlich heftig und brennend.

Euphorbium hat auch eine Affinität zur Haut und zu den Schleimhäuten, wo es Reizungen heilt. Typisch sind auch die brennenden Schmerzen in den Knochen, so daß es also bei Knochenmetastasen von Carcinom in Frage kommt. Auch die Augen sind häufig entzündet und am Morgen zusammengeklebt. Oft s t a r k e r H u n g e r trotz fortgeschrittenem Carcinom. Besonders angezeigt nach Operation, wenn Metastasen aufgetreten sind, die rasende Schmerzen machen. Speichelfluß. Wasseraufstoßen. Durst auf kalte Getränke. Starke Gärung in den Därmen. Der Stuhl entfärbt. Haut: Neigung zu Reizungen, Erysipel mit Bläschenbildung, torpide Ulcerationen mit gangränösen Rändern. Es kann daher auch bei ulcerierendem Hautcarcinom in Frage kommen.

Schlimmer: meistens nachts, sonst sind typische Verschlimmerungen nicht bekannt.

Mezereum: macht ähnliche Schmerzen und ist differentialdiagnostisch in Betracht zu ziehen.

10. Hydrastis

Dieses Mittel kann sowohl beim Magenulcus wie auch beim Magencarcinom in Frage kommen. Wir verweisen hierfür auf S. 32.

11. Kreosotum

Der Kreosotum-Patient hat 3 Hauptsymptome: Gefühl von Pulsationen in allen möglichen Regionen des Körpers, zweitens profuse Blutungen von dunkler Farbe aus kleinen Wunden und auch aus den Schleimhäuten. Ferner besteht eine ätzende und äußerst übelriechende Sekretion überall, wo ulceröse Prozesse entstanden sind.

Magen: die Übelkeit ist außerordentlich charakteristisch. *Kreosotum* ist eines der wichtigsten Mittel beim Schwangerschaftserbrechen. Sonst tritt das Erbrechen meist einige Stunden nach der Nahrungseinnahme ein. Kältegefühl im Magen, wie wenn der Kranke Eis darin hätte. Wundschmerz im Magen, welcher durch Essen gebessert wird. Bluterbrechen. Durchfall mit dunkelbraunem, stinkendem Stuhl, oft auch übelriechende Blutungen aus dem Anus. Schmerzen in den verschiedensten Gelenken. Hautjucken, Ekchymosen. Kleine Wunden bluten stark, aber dunkel (beim Phosphorus-Patienten hellrot).

Psyche: Musik verursacht Weinen, oft auch Herzklopfen; Neigung zu Ohnmachten und Schwächeanfällen. Reizbarkeit. Der Patient wünscht alles Mögliche, aber wenn man es ihm reicht, wirft er es wieder weg.

Weitere Symptome: Das Urinsystem bietet uns noch ein typisches Symptom, nämlich daß der Patient nur im Liegen urinieren kann. Ferner ist noch ein Symptom zu nennen, das fast ausschließlich bei Frauen auftritt: wenn sie den geringsten Urindrang verspüren, müssen sie sich beeilen, auf die Toilette zu kommen, weil sie den Urin nicht zurückhalten können.

Schlimmer: in frischer Luft, Kälte, Ruhe, beim Liegen (außer dem Harnsystem, welches beim Liegen besser ist), nach den Regeln.

Besser: durch Wärme, Bewegung, warme Speisen und Getränke.

12. Ornithogallum

Ornithogallum hat nach den Arzneimittelprüfungen eine besondere Affinität zum Magen und produziert insbesondere Verhärtung der Gewebe durch Zellinfiltration. Ein weiterer Angriffspunkt ist das Coecum, wo es dieselben Veränderungen macht, ferner der Pylorus. Dort verursacht es außerdem noch spastische Kontraktionen mit proximaler Dilatation. Es bestehen Gastralgien, welche ziemlich lange nach der Mahlzeit ihren Höhepunkt erreichen. Ferner besteht ein zweiter Schmerzhöhepunkt, wenn die Speisen den Pylorus passieren. Ein dritter Schmerzkulminationspunkt tritt oft spät in der Nacht ein. Diese dritte Periode ist begleitet von einem schmerzhaften Elendsgefühl (Hinsein, goneness), welches den Patienten am Schlafen verhindert. Der Kranke ist aufgebläht nach der Mahlzeit und leidet an häufigem Aufstoßen, welches oft einen fötiden Geruch hat; ferner besteht Erbrechen von sauren Massen, welches Erleichterung verschafft. Der objektive Befund ergibt eine Gasauftreibung des Magens und der Därme, ferner eine Verhärtung des Duodenums, besonders in der Pylorusgegend, das sich mitunter den palpierenden

Fingern wie eine harte Wurst darstellt. Die Palpation ist schmerzhaft. Häufiges Bluterbrechen oder Herausgeben von kaffeesatzähnlichen Massen. In der Regel besteht Abmagerung, die aufgetreten ist, seit der Patient an Magenbeschwerden leidet.

Psyche: Der Patient ist deprimiert und seine sämtlichen psychischen Fähigkeiten sind vermindert. Es besteht meist ausgesprochene Prostration.

Modalitäten außer den bereits genannten sind bisher noch nicht bekannt geworden.

13. Argentum nitricum

Dieses Mittel wurde bereits auf S. 29 und S. 31 besprochen, und es ist weiter nichts mehr hinzuzufügen, außer, daß es sich besonders bei jauchenden Carcinomen bewährt hat, vorausgesetzt, daß die übrigen Symptome passend sind.

14. Bismutum

Das Mittel ist ebenfalls auf S. 33 besprochen. Es eignet sich neben dem Ulcus ebenfalls für das Carcinom bei Passen der Symptome.

15. Calcarea fluorica

Dieser Patient hat als Charakteristicum äußerst laxe Bänder, laxe Gewebe, was sich in der Abdominalgegend besonders in Form von Ptosen äußert. Der Magen ist ptotisch, es besteht meistens Tiefstand oder Prolaps der Gebärmutter, oft auch des Rectums. Diese Ptose des Magens ist begleitet von Übelkeit und Erbrechen nach den Mahlzeiten, von einem Verlust des Appetits, oft von Singultus und Aërogastrie, ferner von einer Empfindung von Kälte im Magen. Es bestehen oft Schmerzen im rechten Hypochondrium, lanzinierende Schmerzen in der Lebergegend, welche schlimmer sind beim Sitzen und beim Liegen auf der rechten Seite, besser beim Liegen im Bette in der Nacht. Gleichzeitig ist typisch Verstopfung mit einem Gefühl von Enge im Kopf oder dumpfem Kopfschmerz. Der Prolapsus uteri ist in der Regel begleitet von ziehenden Schmerzen, die nach den Oberschenkeln ausstrahlen und von einem Schweregefühl der Gebärmutter, welche nach unten drückt. Die Dyspepsie wird verschlimmert durch ermüdende geistige Arbeit. Der Calcarea-fluor.-Patient hat auch noch andere Charakteristica: er ist der typische Gummimensch, welcher seine Glieder nach allen Richtungen überdehnen und überstrecken kann, der geborene Taschenspieler. Fast alle Taschenspieler gehören dem Calcarea-fluor.-Typ an. Der Kopf ist meist verhältnismäßig groß, das

Gesicht flach und oft von kreideweißer Farbe. Oft bestehen Deformitäten des Skeletts infolge osteomalacieähnlicher Prozesse, die der Patient in der Jugend durchgemacht hat. Die Zähne sind klein, glanzlos, unregelmäßig angeordnet, oft weisen sie Schmelzdefekte auf. Infolge der Schlaffheit der Bänder kommen häufig habituelle Luxationen vor. Das Venengeflecht am Dorsum der Hände ist meist übertrieben stark entwickelt. Die Finger sind fein und die Nägel niedlich, schmal und weich. Der Körper ist oft asymmetrisch entwickelt, insbesondere das Gesicht, dessen eine Hälfte kleiner ist als die andere. Es bestehen Lymphdrüsenschwellungen, welche sich in Perlschnurform darstellen. Die Lymphdrüsen sind dabei außerordentlich hart anzufühlen.

Psyche: Der Patient erweist sich als ein außerordentlich praktischer Mensch, der genau weiß, was er will und ganz individuell vorgeht, um seine Ziele zu erreichen, in deren Verfolgung er konsequent, systematisch und ausdauernd ist. Wenn er aber bei der Verfolgung seiner Pläne auf große Hindernisse stößt, manchmal auch periodisch ohne ersichtlichen Grund, tritt eine depressive Stimmung ein, er wird unentschlossen, pessimistisch, mutlos und ängstlich. Die frühere Disziplin, die so charakteristisch ist für ihn, macht unüberlegtem, kopflosem Handeln Platz. Seine Depression erstreckt sich vor allem auf finanzielle Fragen. Er übertreibt seine finanziellen Probleme, sieht alles schwarz, hat ständig Angst, daß ihm das Geld ausgehe oder daß er seinen Verpflichtungen nicht nachkommen könne, weshalb er befürchtet, ruiniert zu werden. Aus dieser Mentalität heraus kommt es dann häufig zu ausgesprochenem Geiz.

So sehr er sich grundsätzlich, insofern die Krankheit nicht zu sehr fortgeschritten ist, aus eigener Initiative zu einer ausgesprochenen Disziplin zwingt, so unmöglich ist ihm diszipliniertes Verhalten, wenn man es ihm von außen aufzwingen will. Er hat eine Abscheu vor jedem Zwang. Jedes Gehorchenmüssen, ohne daß er es selbst einsieht, ist ihm ein Greuel. Er eignet sich daher nicht zum Beamtentum noch zum Militär. Für diesen Patienten sind die häufigen, fast ständigen Schmerzen in der Ileosacralgegend typisch, welche sich durch Ruhe und bei Beginn der Bewegung verschlimmern, bei Fortsetzen der Bewegung aber bessern. Häufig bestehen Osteophyten, besonders am Schläfenbein und am Os petrosum mit Schwerhörigkeit und Ohrensausen. In den Fascien, in den Gelenkkapseln und Gelenkbändern sowie in den Sehnen kommt es häufig zu Kalkeinlagerungen, begleitet von Schwellung, welche zu rheumatischen Beschwerden Anlaß geben.

Der Patient hat eine Neigung zu Mittelohrentzündung und chronischen Katarrhen des Ohrs, ferner zu Phlyktänen, Keratitiden und zu Chalazion. Auch in der Nase finden sich chronische Katarrhe. Sie ist verstopft, es besteht ein trockener Schnupfen, manchmal Ozaena, in anderen Fällen atrophische Rhinitis oder dann wieder schleimiger Nasenkatarrh mit Absonderung eines reichlichen, dicken, meist übelriechenden Sekretes, in dem oft Schleimklümpchen von gelber Farbe vorhanden sind. Es bestehen meist lebhafte Träume, insbesondere von drohender Gefahr. Der Schlaf ist dann nicht erfrischend.

Schlimmer: durch Ruhe, bei Beginn der Bewegung, bei Wetterwechsel und feuchtem Wetter.
Besser: Bewegung, warme Umschläge, warmes, trockenes Wetter.

16. Kalium bichromicum

Dieses Mittel wurde auf S. 34 besprochen, deshalb haben wir hier nur noch anzuführen, daß es besonders geeignet ist bei Carcinomen, die rund ausgestanzte Geschwüre bilden mit Absonderung eines reichlichen dicken Schleimes.

17. Graphites

Auch dieses Mittel wurde auf S. 38 besprochen, weshalb wir auf jene Darstellung verweisen.

Die Nosoden

Es werden aus Carcinomen auch homöopathische Potenzen hergestellt.

18. Carcinosin

Dieses wird durch Trituration von Krebsgewebe und nachheriger Potenzierung zubereitet. Es besteht eine, wenn auch nicht sehr umfangreiche Prüfung. Seine Symptome sind folgende: Blaue Skleren, bronchitische Anamnese während der ersten Kindheit, hartköpfiges eigenwilliges Kind, liebt die Musik, hat Neigung zur Schlaflosigkeit und eine Tendenz zu tanzen, wenn es Musik hört — ähnlich wie *Tarantula hispanica*. Von seiten des Magens besteht eine Disposition zur Dyspepsie, Aërogastrie und Aërocolie, ferner finden sich rheumatische Beschwerden an den verschiedensten Stellen des Bewegungsapparates. Seine Wirkung wurde mehrfach erprobt beim Mammacarcinom, wo, nach den Berichten der Autoren, die Schmerzen und die Drüsenverhärtungen günstig beeinflußt wurden. Auch beim Uteruscarcinom konnte erhebliches Zurückgehen des übelriechenden Ausflusses, der Blutungen und der Schmerzen beobachtet werden. Die Symptome aus der e r s t e n Kindheit sind außerordentlich wichtig, bedeutend wichtiger als diejenigen, die auftreten, wenn sich bereits ein Tumor entwickelt hat. Das rührt daher, daß die ersteren Symptome solche sind, die der Kranke produziert, während diejenigen, die nach der Tumorentstehung auftreten, sekundäre Symptome und daher nur noch von geringem Werte sind.

19. Cancerinum

Dies ist ebenfalls eine Nosode. *Cancerinum* wird aus krebsig entarteten Drüsen hergestellt und wird ebenfalls bei Carcinom zwecks Umstimmung angewandt. Es besteht aber keine Prüfung. Man muß versuchsweise tastend vorgehen.

20. Scirrhinum

Es ist die dritte Krebsnosode, welche scirrhösen Brustkrebs zur Ausgangssubstanz hat. Eine Prüfung ist aber ebenfalls nicht erfolgt, so daß wir keine wahlanzeigenden Symptome haben außer eben der klinischen Krankheit, das heißt dem Mammacarzinom.

Vorgehen bei der Behandlung

Erst gibt man das den Symptomen am meisten entsprechende nicht konstitutionelle, also meist pflanzliche Mittel. Es wird beim Carcinom empfohlen, entgegen der üblichen Gepflogenheit, z u e r s t mit Hochpotenzen anzufangen und dann allmählich tiefere Potenzen anzuwenden. Die LM-Potenzen sind infolge der Möglichkeit der Dosenwiederholung bei diesem eminent chronischem Leiden vorzuziehen. Man wird daher im allgemeinen mit der 18. oder 12. beginnen, diese 3 bis 4 Wochen lang anwenden, dann eine kurze Pause einschalten, darauf geht man auf die 6. oder 3. hinunter, alsdann auf D 3, welche man als Trituration verabreicht. Schließlich kann man sogar zu dem direkten Preßsaft der Pflanze hinübergehen, was besonders COOPER empfohlen hat. Man verordnet also in a b s t e i g e n d e n Potenzen eine 3 bis 4 Monate dauernde Kur mit dem ersten Mittel, eventuell noch länger, wenn sich Erfolg einstellt. Als zweites Mittel wählt man dann eine der Nosoden, sofern wahlanzeigende Symptome für *Carcinosin* vorhanden sind natürlich dieses, im anderen Falle diejenige Nosode, die klinisch dem Typus des zu behandelnden Carcinoms entspricht. Auch diese Kur wird zunächst mit LM-Potenzen durchgeführt, eventuell kann man aber auch mit C 3 beginnen, um alsdann auf die 6., 12. und 18. LM überzugehen. Höher zu gehen, scheint keinen Zweck zu haben. Auch diese Kur führt man 3 bis 4 Monate durch. Ist noch ein weiteres pflanzliches Mittel angezeigt, dann verordnet man dieses, wobei man in gleicher Weise vorgeht wie vorhin angegeben. In der Regel wird man aber als drittes Mittel ein k o n s t i t u t i o n e l l e s Mittel anwenden, das aber sehr lange gegeben werden muß, mindestens 4 bis 6 Monate lang. Man verordnet dieses Mittel ebenfalls in absteigenden Potenzen, beginnt mit der 30. oder 18. LM und geht dann sukzessive hinunter bis zur C 3 oder D 3. Jede LM-Potenz wird 3 Wochen lang gegeben, dann macht man 10 bis 14 Tage Pause, worauf man in der Regel eine um 6 Stufen tiefere LM-Potenz wählt. So fährt man weiter, bis man an der C 3 oder D 3 angelangt ist, welche man in gleicher Weise verabreicht.

Treten unerträgliche Schmerzen auf, so gibt man die hierfür angezeigten Mittel; man kann auch gegen die Schmerzen mit sehr gutem Erfolg die Akupunktur anwenden, welche gleichzeitig einen günstigen Einfluß auf das Allgemeinbefinden und auf den Appetit hat.

Mit der oben beschriebenen Therapie wird man dem Krebskranken, obwohl man zugegebenermaßen nur einen kleinen Prozentsatz heilen kann, meist mehr nützen, als mit all den drastischen Kuren der Schulmedizin, welche den Endausgang in der Regel weder wesentlich hinausschieben noch verhindern können, oft das Leben sogar verkürzen und die Leiden des Kranken in ungemeiner Weise erhöhen. All das Gesagte gilt selbstverständlich nicht für Fälle, bei welchen Stenosen oder andere mechanische Komplikationen im Verlauf der Erkrankung auftreten. Bei diesen vermag natürlich die Homöopathie nicht viel, weil dieselben nicht mehr der Vitalsphäre angehören, sondern dem materiellen Plan. Sie gehören daher ins Gebiet der Chirurgie. Die Umgehungsoperationen und ähnliche Eingriffe haben allerdings mit der Behandlung des Carcinoms nur indirekt zu tun, indem sie den Verlauf der Krankheit als solchen kaum beeinflussen.

Mittel bei „Nervösen Magenleiden"

Ich wähle hier absichtlich diesen populären Ausdruck für eine Gruppe von Magenkrankheiten, welche ungemein reichhaltig sind in bezug auf ihre Symptomatologie, für die aber der Umstand charakteristisch ist, daß klinisch keine nennenswerten Veränderungen am Magen zu finden sind. Die Schulmedizin benützt zum Teil diesen Ausdruck auch. Sie hat aber andererseits versucht, verschiedene Unterabteilungen aus dieser Gruppe herauszudifferenzieren, welche sie mit entsprechenden Namen bezeichnet.

Eine dieser Unterabteilungen wird H y s t e r i e genannt, ein Ausdruck, der seinerzeit vom französischen Arzt CHARCOT vor etwa 100 Jahren ins Leben gerufen wurde, und folgendermaßen definiert wird: Es handelt sich um einen pathologischen psychischen Zustand, zu welchem insbesondere psycholabile und emotive Menschen disponiert sind. Er ist dadurch charakterisiert, daß diese Kranken organische Krankheiten täuschend ähnlich zu simulieren vermögen, meist in der Absicht, dadurch einen Vorteil zu erreichen, beispielsweise, sich von der Arbeit zu drücken, sich interessant zu machen, die Aufmerksamkeit zu erregen, Rücksichtnahme von seiten der Familienangehörigen zu verlangen, ja selbst materielle Vorteile zu erreichen. Typisch ist jedoch, daß diese Simulation gleichsam auf dem Wege des U n t e r b e w u ß t s e i n s zustande kommt, so daß also der Kranke sich derselben keineswegs bewußt ist, sondern vom Bestehen eines ernsten organischen Leidens überzeugt ist.

Es besteht kein Zweifel, daß solche psychischen Zustände tatsächlich vorkommen, wenn sie auch seit den Zeiten CHARCOTS seltener geworden sind. Dies hängt wohl damit zusammen, daß damals die oberen Bevölkerungsschichten, wo diese Hysterie besonders grassierte, dem Müßiggang oblagen und sich dabei langweilten, ein Gemütszustand, der die Hysterie ungemein zu begünstigen scheint. Seit die Arbeit sozusagen Allgemeingut und eine Notwendigkeit für jedermann geworden ist, scheint die echte Hysterie bedeutend zurückgegangen zu sein. Es besteht auch kein Zweifel, daß schon zu Zeiten CHARCOTS gewisse Krankheitszustände der Hysterie zugeordnet wurden, die keineswegs diesem psychischen Mechanismus ihre Entstehung verdanken.

Eine zweite Gruppe nervöser Magenleiden wird als N e u r a s t h e n i e bezeichnet. Zum Unterschied von der Hysterie liegt hier kein erkennbarer Zweck vor, mittelst der Krankheit gewisse Ziele zu erreichen, sondern es handelt sich mehr um eine allgemeine Schwäche des Nervensystems, das den Beanspruchungen des täglichen Lebens, insbesondere intensiver Arbeit, nicht gewachsen ist. Wenn solche Menschen als Geschäftsleute oder Intellektuelle während längerer Zeit starken Beanspruchungen ausgesetzt sind, geraten dann die verschiedensten Funktionen des Organismus in Unordnung, und es kann beispielsweise auch der Magen zu streiken beginnen und dabei die allerverschiedensten Krankheitssymptome produzieren, die aber stets dadurch charakterisiert sind, daß eine organische Grundlage auch mit den modernsten Untersuchungsmethoden nicht gefunden werden kann.

In den letzten Dezennien ist ein neuer Begriff für eine andere Spielart derartiger Krankheitserscheinungen aufgekommen: D i e v e g e t a t i v e N e u r o s e. Viele Forscher haben sich diesem Problem gewidmet, insbesondere der Züricher Physiologe R. Hess, der sich die Sache ungefähr folgendermaßen vorgestellt hat: das neuro-vegetative Nervensystem ist zu vergleichen mit einer Waage; an dem einen Waagebalken zieht der Vagus, am anderen der Sympathicus. Normalerweise besteht ein Gleichgewicht zwischen den beiden Kräften, doch gibt es schon bei normalen Individuen Perioden, wo der Vagus überwiegt, und andere, wo ein Überwiegen des Sympathicus vorherrscht. Diese beiden entgegengesetzt wirkenden nervösen Systeme haben verschiedene Aufgaben: dem Vagus unterliegen die energieaufstapelnden Lebensvorgänge und die denselben dienenden Organe. Dem Sympathicus hingegen sind diejenigen Funktionen und Organe zugehörig, mittelst deren der Mensch in der Außenwelt wirkt, beziehungsweise seine a k t i v e Rolle spielt.

Die Verdauung, die Aufspeicherung der aus der Nahrung stammenden Energie in der Leber, die Ausscheidung von Stoffwechselschlacken, das heißt alle Organe, die mit diesen Funktionen zu tun haben, sowie der Schlaf, unterstehen dem Zepter des Vagus. Diejenigen Funktionen und Organe hingegen, welche diese Energie in äußere Wirkungen umsetzen, werden vom Sympathicus regiert. Daraus folgt, daß Magen, Leber, Niere usw. vom Vagus innerviert werden, während Muskulatur, Herz, Körpertemperatur usw. dem Sympathicus unterstellt sind.

Es gibt nun Perioden, während welcher der menschliche Körper vorzugsweise Energie aufstapelt, und andere, wo er dieselbe vorzugsweise ausgibt. Das erstere ist im Schlaf der Fall, während der Verdauung und in der Ruhe, das zweite dann, wenn der Körper produktiv tätig ist, sei es körperlich oder geistig.

Überwiegen die energieaufstapelnden Funktionen, so überwiegt der Vagusimpuls, sind hingegen die produktiven Funktionen in starker Tätigkeit, so besteht im Körper ein sympathicotonischer Zustand. Es gibt aber Menschen, bei denen das eine oder das andere System dazu neigt, die Herrschaft an sich zu reißen. Solche Menschen nennt man dann Vagotoniker oder Sympathicotoniker. Die ersteren sammeln mehr Kräfte an, als sie ausgeben; sie sind daher bequem, faul und schlafsüchtig. Im Gegensatz hierzu gibt die zweite Gruppe mehr aus als sie aufnimmt, sie ist daher außerordentlich tätig und produktiv, erschöpft sich aber leicht und leidet häufig an Schlaflosigkeit. Hess und viele andere sind der Meinung, daß eine Störung des Gleichgewichts zwischen Vagus und Sympathicus die Hauptursache bilde für die meisten sogenannten funktionellen Krankheiten, also auch für das, was wir in diesem Kapitel als nervöse Magenleiden bezeichnet haben.

Gewisse Beobachtungen lassen aber berechtigte Zweifel an dieser Theorie aufkommen. So kommt es häufig vor, daß zum Beispiel ein Patient einerseits an Schlaflosigkeit leidet, aber andererseits einen außerordentlich langsamen Puls aufweist, das heißt: was den Schlaf anbetrifft, ist er Vagotoniker, aber hinsichtlich der Herztätigkeit ist er Sympathicotoniker. Oder aber, der gleiche Mensch kann einen zum Beispiel sehr hohen Magensäurewert haben, also in bezug auf den Magen Vagotoniker sein, während der Urin stets hell und klar ist und ein geringes spezifisches Gewicht hat, also ein Überwiegen des Sympathicotonus anzeigen würde. Deswegen leidet diese Theorie an vielen Widersprüchen und namhafte Forscher, wie beispielsweise LAGNÈL-LAVASTINE, sind ihr gegenüber außerordentlich skeptisch.

Vor Tausenden von Jahren schon haben die Chinesen viel tiefere Einblicke in den lebenden Organismus gewonnen, welche sich dann zu den Vorstellungen verdichtet haben, die uns aus der Akupunktur geläufig sind. Ähnlich wie die heutige Wissenschaft nimmt auch die Akupunkturlehre zwei entgegengesetzte Energien an, denen die Organe und ihre Funktionen unterstellt sind, nämlich die Energie Yin, die dem Vagus und die Energie Yang, welche dem Sympathicus entspricht. Nur sind die Chinesen nicht auf die schematische Einrichtung des Waagebalkens verfallen, sondern sie haben aus Gründen, die uns nicht bekannt sind, festgestellt, daß diese beiden Energien in bestimmten Bahnen im Körper kreisen, Bahnen, welche sie G e f ä ß e oder M e r i d i a n e nennen. Es gibt Yang-Meridiane und Yin-Meridiane. Die Yin-Meridiane regieren im allgemeinen die energieaufstapelnden Organe und Funktionen, also beispielsweise Pankreas, Leber, Niere, Lunge, Wärmeproduktion usw., während die Yang-Meridiane die Organe und Funktionen beherrschen, mittels derer die im Organismus aufgestapelte Kraft in Wirkungen nach außen umgesetzt wird. Zu dieser letzten Gruppe gehören zum Beispiel die Muskulatur, die Geschlechtsfunktionen usw. Die chinesische Auffassung ist freilich eine bedeutend andere als diejenige der modernen Medizin. Der Hauptunterschied besteht darin, daß nicht beim gleichen Menschen entweder die gesamte Yin- oder die gesamte Yang-Energie als überwiegend oder unterwertig angenommen wird, sondern daß gleichzeitig in einem Yang- oder Yin-Gefäß das Potential erhöht, in einem anderen aber erniedrigt sein kann. So kann also beispielsweise in demjenigen Yin-Gefäß, das das Pankreas regiert, das Potential zu hoch sein mit der Folge einer Hyperfunktion des betreffenden Organes, während es in dem anderen Yin-Gefäß, das beispielsweise die Leber beherrscht, vermindert sein kann, so daß also die Leberfunktion darniederliegt. Diese Vorstellungen decken sich, wie leicht einzusehen ist, viel besser mit den tatsächlichen Verhältnissen als die schematische Annahme des Waagebalkensystems. Für denjenigen, der mit dem chinesischen System vertraut ist, bestehen keinerlei Unstimmigkeiten; für uns sind Vagus und Sympathicus nicht die treibenden Kräfte, welche die Befehle an die verschiedenen Organe austeilen, sondern sie sind selbst auch nur Erfolgsorgane und unterstehen, wie die anderen Organe und die anderen Funktionen, den in den verschiedenen Meridianen zirkulierenden Yin- und Yang-Energien.

Im Rahmen dieser Arbeit kann selbstverständlich nicht näher auf die Akupunktur eingegangen werden, es sei nur noch gesagt, daß wir durch die chinesische Pulsdiagnostik mit beträchtlicher Genauigkeit feststellen können, in welchen Meridianen die Energie erhöht und in welchen anderen sie erniedrigt ist, so daß wir aus diesen Feststellungen dann Schlüsse ziehen können über allfällige Hyper- oder Hypofunktionen der verschiedensten Organe, Schlüsse, die sich fast immer durch die Beobachtung als richtig erweisen.

Die Hauptquelle der sogenannten nervösen Magenleiden besteht zweifellos in primär-energetischen Störungen mit der Folge von Hyper- und Hypofunktionen der verschiedenen Organe, eine zweite Ursache ist gegeben durch psychische Momente (Hysterie und Neurasthenie), dazu kommt aber noch eine dritte Gruppe. Das sind t o x i s c h e Störungen, welche durch eine fehlerhafte Funktion gewisser Organe unseres Körpers zustande kommen. Diese Störungen beruhen meist auf angeborenen Diathesen.

Infolge des Überwiegens gewisser Ionen und des Mangels von anderen, antagonistisch wirkenden Elementen kommt es dann zu Funktionsstörungen. Es können entweder giftige Zwischenprodukte entstehen oder normalerweise entstehende giftige Zwischenprodukte werden nicht neutralisiert. Diese Toxikosen sind heute außerordentlich verbreitet und nehmen an Verbreitung ständig zu; sie sind eine der wichtigsten Ursachen der funktionellen Magen- und Leberleiden.

Die Gruppe der nervösen Magenleiden ist daher nicht einheitlich, sondern es spielen hier mindestens 4 verschiedene Gruppen ineinander über, die wir nach Häufigkeit geordnet, folgendermaßen bezeichnen können:

1. Toxikosen, welche auf einer Störung des molekularen Gleichgewichtes in den Zellen beruhen.
2. Energetische Gleichgewichtsstörungen, die auf einer ungleichmäßigen Verteilung der Yin- und Yang-Energie, oder, wenn man so will, auf einer Störung des Gleichgewichtes des vegetativen Nervensystemes beruhen.
3. Störungen der emotionellen Sphäre (Hysterie).
4. Verminderung der psychischen und physischen Widerstandsfähigkeit (Neurasthenie).

Die wichtigsten Mittel, die dem Homöopathen für die Behandlung dieser Zustände zu Gebote stehen, sind folgende:

21. Ignatia

Hier steht das emotive Moment im Vordergrunde, beziehungsweise sämtliche Körperfunktionen sind weitgehend durch die Gemütslage beeinflußt, welche außerordentlich labil ist. Dies bringt es mit sich, daß bei diesem Patienten die Beschwerden hauptsächlich durch Verdruß oder Streitigkeiten hervorgerufen werden, wobei besonders typisch ist, daß der Ignatia-Kranke solche emotive Ereignisse nicht äußerlich abreagieren kann, sondern den Kummer still mit sich herumträgt. Er neigt auch zu Depressionen, ist nicht mitteilsam, also introvertiert und seine Laune ist sehr wechselnd.

Magensymptome: saures Aufstoßen und saurer Geschmack im Munde. Schwächegefühl im Magen (goneness), begleitet von Gasauftreibung und oft von Singultus. Magenkrämpfe, schlimmer durch den geringsten Druck. Der Patient hat ein Bedürfnis nach ständigem Diätwechsel. So kommt es, daß er bei länger dauernder gleichförmiger Kost, ja selbst wenn er eine strenge Diät befolgt, Magenbeschwerden hat, die aber nach einem reichlichen Bankett in guter Stimmung plötzlich verschwinden. Bedürfnis nach sauren Sachen und nach Süßem, Darmkollern, appendicitisähnliche Beschwerden (hysterische Appendicitis), Spasmen im Colon ascendens und descendens.

Der Urin ist meist wässerig, hell. Die Regeln sind dunkel, zu stark und zu früh. Empfindung von einer Kugel in der Kehle (globus hystericus).

Schlimmer: nach dem Essen, Kaffee, Tabakrauch, äußere Wärme, morgens, in frischer Luft, Ärger, Verdruß.

Besser: während des Essens, Diätwechsel, Lagewechsel, in Gesellschaft bei guter Stimmung.

22. Nux vomica

Dieser Patient ist das Gegenstück zum Ignatia-Kranken; auch bei ihm zeigen sich Verschlimmerung durch Aufregungen, Überarbeitungen und Gemütserregungen, jedoch charakterisiert dadurch, daß er aus sich herausgeht, seinem Ärger durch Zornausbrüche Luft macht und dadurch gebessert wird. Im übrigen verweise ich auf S. 25, wo das Mittel eingehend durchbesprochen ist.

23. Asa foetida

Sehr reizbarer Patient, welcher ständig seinem Leiden nachstudiert, dasselbe analysiert und es dadurch stärker empfindet als ein normaler Mensch. Äußerst sensibel. Was die Verdauungsorgane anbetrifft, so ist das Hauptsymptom eine außerordentliche G a s b i l d u n g , meist die Antiperistaltik. Magen und Bauch sind aufgetrieben, und es besteht Aufstoßen mit Emporkommen von großen Mengen von Gasen. Dazu Pulsationen im oberen Teil des Magens. Häufig heftige Magenschmerzen, oft brennenden, zwickenden oder stechenden Charakters. Darmkollern mit laut hörbarem Abgang von Blähungen und ebensolchem Aufstoßen. Verstopfung oder stinkende Durchfälle mit Meteorismus.

Der Asa-foetida-Patient hat auch Knochenschmerzen, insbesondere von seiten des Periosts, welches auf Druck empfindlich, häufig auch geschwollen

und verdickt ist. Ferner sind typisch Knocheneiterungen mit übelriechendem Ausfluß (Osteomyelitis, Otorrhoe).
Schlimmer: nachts, bei Ruhe, warme Umschläge, Linkslateralität.
Besser: frische Luft, Bewegung und Druck.

24. Valeriana

Dieses Mittel ist dem vorigen bis zu einem gewissen Grade ähnlich, insbesondere heilt es auch die nervöse Gasauftreibung, die oft bedeutende Grade erreicht.

Psyche: äußerst wechselnde Gemütslage, Empfindung, als ob der Patient in der Luft schweben würde. Allgemeine Überempfindlichkeit, reizbar, nächtliche Halluzinationen. Kältegefühl am Kopf. Fühlt sich wie berauscht.

Magensymptome: Übelkeit, aber trotzdem Hunger, faulig riechendes Aufstoßen, Sodbrennen; vom Magen ausgehendes Schwächegefühl, das sich bis zu Ohnmachten steigern kann. Aufgetriebenes Abdomen. Dünner, wässeriger Durchfall. Darmspasmen.

Die Regeln erscheinen zu spät und sind schwach. Rheumatische Schmerzen in den Extremitäten mit Zuckungen und Schwere der Glieder.

25. Staphisagria

Dieser Patient ist besonders empfindlich auf Herabwürdigung. Er reagiert auf die kleinste seelische Belastung mit Entrüstung. Macht aus jeder Mücke einen Elefanten und grübelt tagelang über Kleinigkeiten nach, die er als großes Unrecht empfindet. Wenn Magenbeschwerden bei Individuen mit derartiger Reaktionsbereitschaft auftreten, hilft in der Regel *Staphisagria*.

Magensymptome: der Magen ist atonisch und schwach, oft besteht Heißhunger, selbst bei vollem Magen. Verlangen nach Stimulantien und vor allem nach Tabakrauchen. Magen- und Darmkoliken mit Abgang von heißen Winden; incarcerierte Winde. Durchfälle mit Tenesmen, insbesondere nach Trinken von kaltem Wasser.

Beim Staphisagria-Patienten spielt die sexuelle Sphäre eine große Rolle. Oft handelt es sich um Sexualhypochonder oder Onanisten; in anderen Fällen um Lebemänner, die sich später Vorwürfe machen und dadurch ihre Nervenspannkraft beeinträchtigen. Das Mittel hat sich bewährt bei Übelkeit, Darmspasmen und Darmparesen nach Abdominaloperationen, bei Cystitiden jung verheirateter Frauen sowie bei Miktionsstörungen nach Blasenoperationen.

Für die Haut sind typisch: Ekzeme in der Nackengegend und um die Ohren herum, ferner Hauteruptionen, welche durch Kratzen verschwinden und dann an anderen Stellen wiederkommen. Auch Rückenschmerzen sind häufig, welche besonders stark am Morgen vor dem Aufstehen auftreten.

Schlimmer: Ärger, Verdruß, Entrüstung, Verlust von Körpersäften, sexuelle Ausschweifungen und Onanismus, Tabakmißbrauch.
Besser: Wärme, Nachtruhe und nach dem Frühstück.

26. Colocynthis

Das Typische an diesem Mittel sind kolikartige Schmerzen in der Magengegend und im Bauch, welche den Patienten zwingen, zusammenzukauern, was ihm Erleichterung verschafft. Die Schmerzen treten besonders leicht auf nach V e r d r u ß oder E n t r ü s t u n g.

Der Patient ist außerordentlich reizbar, wird ärgerlich, wenn man ihm Fragen stellt oder ihn sonstwie in seiner Arbeit unterbricht.

Weitere Symptome: bitterer Mundgeschmack, Zunge rauh, wie mit Sand bestreut und schmerzhaft. Spasmen und Kolikschmerzen auch in der Gebärmutter. Muskelkrämpfe in den Waden. Durchfälle nach Früchtegenuß. Muskelkontrakturen, wie wenn die Muskeln zu kurz wären, besonders des Deltoideus und der Oberschenkelstreckmuskulatur, ferner des Psoas. Hüftgelenksarthritis.

Schlimmer: nachts, Verdruß und Entrüstung, Kälte.
Besser: Zusammenkauern, Druck auf das Abdomen, warme Umschläge.

27. Phosphoris acidum

Dieses Mittel ist psychisch dadurch charakterisiert, daß der Patient nach emotioneller Belastung, also nach Beleidigung, Enttäuschung, Verdruß oder Ärger jeden Mut verliert, apathisch wird und zu nichts mehr Lust hat.

Magensymptome: Verlangen nach saftigen Speisen, also Gemüsen und Früchten, ferner nach kalter Milch. Saures Aufstoßen, Übelkeit mit Verschlimmerung durch Genuß von sauren Speisen und sauren Getränken. Magendruck, wie von einem Gewicht mit Schläfrigkeit nach dem Essen. In den Därmen findet sich Gasauftreibung infolge starker Gärung. Oft ist auch die Milz vergrößert. Schmerzen in der Nabelgegend mit lautem Darmkollern. Der Stuhl ist meist durchfällig, entfärbt, wässerig, wobei mit dem Stuhl viel Winde abgehen. Diese Entleerungen sind durch vollkommene Schmerzlosigkeit charakterisiert. Der Urin ist hell, wässerig. Die Potenz ist vermindert, die Sexualorgane schlaff. Es besteht oft Ausfluß von Prostatasekret, besonders beim Stuhlgang. Charakteristisch sind noch Knochenschmerzen, besonders auch solche des Periosts, wie wenn man dasselbe mit einer Raspel abschaben würde.

Schlimmer: körperliche Anstrengung, Verlust von Körpersäften, sexuelle Exzesse, saure Speisen und Getränke, emotionelle und andere seelische Belastungen.
Besser: Wärme.

28. Pulsatilla
Auch *Pulsatilla* gehört in diese Gruppe und eignet sich insbesondere für Magenleiden bei äußerst sensiblen Personen, die entweder zu Tränenausbrüchen oder zu stillem Kummer neigen, hauptsächlich dann, wenn gleichzeitig eine Fettunverträglichkeit besteht. Näheres über dieses Mittel auf S. 28.

29. Natrium muriaticum
Dieses Mittel ist ein Antipsoricum. Es ist ebenfalls charakterisiert durch eine starke Gemütserregbarkeit, also dadurch, daß Verdruß, Furcht, Schreck, Beleidigungen und dergleichen die Krankheitssymptome verstärken oder hervorbringen.

Psyche: Neigung zu Depression, oft schwere Melancholie; reizbar, disponiert zu nervösen Krisen, zum Schreien und zu Tränenausbrüchen, welche oft mit Lachen abwechseln. Der Patient ist hastig und ungeschickt, er läßt die Gegenstände aus den Händen fallen. Oft schließt er sich in sein Zimmer ein, um Schreikrämpfen freien Lauf zu lassen. Neigung zu Widerspruch, möchte stets das Gegenteil tun von dem, was man ihm vorschlägt.

Magensymptome: Starker Appetit; ißt viel, aber magert ab, Sodbrennen mit Pulsationen in der Magengegend; starker Durst und Verlangen nach Salz. Schweißausbrüche während des Essens. Abneigung gegen Brot und gegen Fette. Magen und Bauch aufgetrieben. Brennende oder stechende Schmerzen im Rectum beim Stuhlgang, chronische Verstopfung mit trockenem, verkrümelndem Stuhl.

Andere typische Symptome: Die Schleimhäute sind trocken, die Sekrete bei Schnupfen und Sinusitiden sind weißlich oder durchsichtig. Ist der Patient unglücklich, so weist er Trost ab, ja letzterer verschlimmert sogar seinen Zustand. Unverträglichkeit von Wärme, insbesondere strahlender Wärme des Ofens trotz bestehender Frostigkeit. Fettige Gesichtshaut. Ekzeme an der Nackenhaargrenze und in den Gelenkbeugen; Urticaria.

Schlimmer: Zuspruch und Trost, Hitze, Geräusche, Musik, warmes Zimmer, 10 Uhr, an der Meeresküste, geistige Anstrengung.

Besser: frische Luft, kalte Bäder, abwechslungsreiches Leben auch in bezug auf die Mahlzeiten, Rechtsseitenlage, eng anliegende Kleider.

Mittel gegen schlechte Eßgewohnheiten

Hier hätten wir besonders einige Mittel zu nennen, welche sich gegen die heute sehr verbreitete schlechte Gewohnheit des hastigen Essens bewährt haben. Sie können daher von beträchtlichem Nutzen sein bei der Behandlung von Magenleiden, insbesondere gegen solche, die durch diesen Fehler hervorgerufen oder verschlimmert worden sind. Ferner erleichtern sie es dem Kranken, sich diesen Fehler abzugewöhnen.

30. Argentum nitricum

Der Patient ist charakterisiert durch ein schlechtes Gedächtnis mit Neigung zu Melancholie sowie durch das Gefühl, stets keine Zeit zu haben, weshalb er alle Dinge mit großer Eile tut. Des weitern besteht starke Aërogastrie und Aërocolie mit Magenschmerzen sowie Verschlimmerung durch Hitze in jeder Form. Emotionelle Durchfälle, besonders wenn der Patient zu einer bestimmten Zeit einer Verrichtung obliegen sollte, beispielsweise eine Reise unternehmen, ins Theater gehen oder jemanden treffen. Weiteres über dieses Mittel auf S. 29 und 31.

31. Sulfuris acidum

Auch dieser Sulfuris-acid.-Patient ist dadurch charakterisiert, daß er stets in Eile ist, daher alles hastig verrichtet und diese Hast auch beim Essen zeigt. Die Hauptsymptome sind folgende: Inneres Zittern, besonders beim Liegen, das sich aber äußerlich nicht bemerkbar macht. Schwäche in den Gliedern. Hitzewallungen, hauptsächlich im Gesicht, welche häufig von Schweißausbrüchen gefolgt sind und von dem bereits erwähnten inneren Zittern. Neigung zu Ekchymosen und zu Sodbrennen, Verlangen nach Alkohol, aber starke Verschlimmerung durch Alkoholgenuß. Weiteres über dieses Mittel auf S. 24.

32. Causticum (Antipsoricum)

Auch der Causticum-Patient ist hastig, zeigt aber sonst nicht dieses ständige Jagen und Hasten, wie bei den vorigen beiden Mitteln geschildert wurde. Psychisch besteht eine außerordentliche Neigung zu Mitgefühl und Mitleid, auch ist der Patient sehr empfindlich auf Verdruß und emotive Einflüsse, welche seine Leiden erheblich verschlimmern. Drei Organsysteme sind insbesondere angegriffen beim Causticum-Patient, erstens die Luftwege, vor allem der Larynx mit typischer chronischer oder rezidivierender Heiserkeit, ferner besteht oft ein Reizhusten, der von der Trachea ausgeht und von einer Empfindung begleitet ist, wie wenn dieselbe wund wäre. Zweitens besteht eine gewisse Blasenschwäche mit Abgang von Urin beim Husten, Schneuzen und Lachen und drittens findet sich eine Disposition zu rheumatischen Entzündungen der verschiedensten Gelenke, besonders aber des Kiefergelenkes.

Alle diese Leiden werden erheblich verschlimmert durch trockene Kälte, besonders durch schönes kaltes Wetter, aber gebessert bei feuchtem oder Regenwetter.

33. Hepar sulfuris (Antipsoricum)

Ein sehr reizbarer Patient, häufig ein Querulant. Neigung zu Melancholie. Oft heftig aufbrausend. Ißt und spricht hastig. Er ist außerordentlich kälteempfindlich, hat eine zu geringe Körperwärme und ist vor allem sehr wenig widerstandsfähig gegen Infektionen, was sich durch rezidivierende Furunkulose, Anginen und Infektionen aller Art mit Eiterung zu erkennen gibt. Auch bei diesem Patienten treten Verschlimmerungen ein durch trockene kalte Winde, ferner durch den geringsten Luftzug, durch Berührung und beim Liegen auf der schmerzhaften Seite. Er hat starkes Verlangen für saure Speisen und Getränke, nach Wein und Gewürzen. Hingegen besteht Abneigung gegen Fett. Der Stuhl ist häufig entfärbt. Charakteristisch ist oft der Husten, der abends trocken und am Morgen feucht ist.

Schlimmer: bereits oben genannt.
Besser: feuchtes Wetter, Regenwetter, Wärme, nach dem Essen.

34. Lachesis

Auch der Lachesis-Patient ist ein hastiger Esser. Er ist charakterisiert durch seine geschwätzige Mitteilsamkeit, seine Eifersucht und seine Leidenschaftlichkeit. Oft religiöse Wahnideen. Er hat besondere Neigung, Alkohol und Austern zu genießen, und in bezug auf das Essen ist er sehr ungeduldig, so daß er ungehalten wird, wenn man das Essen auch nur eine Minute später als zur gewohnten Zeit auf den Tisch bringt. Typisch für *Lachesis* sind vor allem seine Modalitäten:

Schlimmer: nach dem Schlaf, frühmorgens, im Frühling und im Herbst, durch warme Bäder, Kleiderdruck, heiße Getränke vor den Regeln.
Besser: durch Ausflüsse jeder Art (Schnupfen, Regelblutung, Schweiß), kühles Wetter, frische Luft, aber w a r m e Umschläge, letzteres offenbar infolge der Anregung der Hautsekretion.

Leber- und Galle-Erkrankungen

Hier müssen wir, um die Therapie kurz und klar darzustellen, einen anderen didaktischen Weg einschlagen als bei den Magenerkrankungen, wenn wir leicht, rasch und sicher zum Ziel gelangen wollen. Diese Erkrankungen weisen nämlich so viele Variationen auf, daß wir, wenn wir bei jeder besonderen Lebererkrankung sämtliche zu ihr gehörenden Mittel besprechen wollten, hierüber allein einen größeren Band verfassen müßten. Dazu kommt noch, daß bei allen Leber-Erkrankungen stets wieder die Mehrzahl der überhaupt für die Leber indizierten Mittel in Betracht kommen, woraus sich zahlreiche Wiederholungen ergeben würden, die zu vermeiden im Interesse der Kürze und der Übersichtlichkeit geboten ist.

Wir werden also im ersten Kapitel sämtliche Mittel besprechen, welche bei den Leberaffektionen in Betracht zu ziehen sind. Bei den weiteren Kapiteln, in denen von den speziellen Erkrankungsformen der Leber und der Gallenblase die Rede ist, werden wir dann die jeweils ganz besonders in Frage kommenden Mittel in Tabellenform anführen und dabei herausheben, auf welche wahlanzeigenden Symptome es hauptsächlich ankommt. Selbstverständlich gelten auch hier wieder die gleichen Grundsätze für die Behandlung der a k u t e n Formen und der a k u t e n Exacerbationen einerseits und andererseits für die rein c h r o n i s c h e n Formen, was wir bereits früher erläutert haben.

Nach der Wichtigkeit sind die Mittel mit Sternchen gekennzeichnet: 1 Stern = erster Grad, 2 Sterne = zweiter Grad, 3 Sterne = dritter Grad. Dies ist so zu verstehen, daß der erste Grad die geringste Wertigkeit und der dritte die höchste Wertigkeit bedeutet.

Mittelbilder

a) Polychreste

1. Aconit*

Dieses kommt vor allem bei akuter Hepatitis in Frage, wobei Plötzlichkeit des Auftretens und Heftigkeit der Entzündung die wichtigsten wahlanzeigenden Symptome sind. In der Regel besteht Fieber. Die Leber ist empfindlich auf den geringsten Druck. Das Allgemeinbefinden liegt darnieder. Der Patient ist bleich und hat Hitzewallungen beim Aufsitzen. Der Gemütszustand ist ängstlich. Der Kranke hat Angst zu sterben, und in ganz akuten Fällen kommt es vor, daß er seinen bevorstehenden Tod für eine ganz bestimmte Stunde angibt, eines der sichersten wahlanzeigenden Symptome für *Aconit*.

2. Aesculus Hippocastanum

Dieses Mittel wirkt hauptsächlich auf die Leber und ihr Venensystem, ferner auf das Venensystem der unteren Darmabschnitte. Aber auch die pharyngealen Venen sind oft erweitert oder übermäßig ausgebildet. Es besteht eine Blutüberfüllung der Leber und eine Stase im Pfortadersystem, meist verbunden mit Lumbosacralschmerzen. Die Leberentzündung hat aber mehr einen schleichenden Verlauf, eine gewisse Torpidität. Gleichzeitig bestehen meist Hämorrhoiden mit V e r s t o p f u n g. Leber und Epigastrium sind schmerzhaft, und dieser Schmerz ist dumpf. In akuteren Fällen kommt es zur Gelbsucht. Die Hämorrhoiden machen schießende Schmerzen, welche abdominalwärts ausstrahlen. Sie können bluten und die Blutungen sind bei Frauen stärker während der Regeln. Die Stühle sind großkalibrig und hart, meist besteht Afterbrennen. Die typische Empfindung für *Aesculus* sind stechende Schmerzen wie von Splittern. Sie treten besonders im Rectum auf, und der Patient empfindet das so, als ob letzteres mit diesen stechenden Splittern prall angefüllt sei.

Zunge dick belegt mit einer Empfindung wie verbrannt. Metallischer Mundgeschmack.

Psyche: Der Patient ist deprimiert und reizbar, er hat häufig ein dumpfes Kopfweh oder einen Druck im Vorderhaupt, verbunden mit Übelkeit und Stichen in der Leber. Die Kopfschmerzen lokalisieren sich oft auch im Hinterhaupt und strahlen gegen die Stirne aus. Typisch für dieses Kopfweh ist die Morgenverschlimmerung.

Schlimmer: nach dem Essen, durch Bewegung, beim Gehen, ferner besonders typisch: am Morgen beim Erwachen.

Besser: frische Luft.

3. Aloe*

Auch dieses Mittel ist charakterisiert durch seine Wirkung auf venöse Stasen im Bereiche des Pfortadersystems und die dadurch bedingte passive Blutüberfüllung der Beckenorgane, aber auch des Gehirns. Gleichzeitig besteht meist ein Reizzustand im Colon mit Absonderung eines gelatineartigen Schleimes.

In der Lebergegend hat der Patient die Empfindung von Völle, die von Schmerzen begleitet ist. Hitzegefühl im Abdomen mit Pulsationen in der Nabelgegend. Dazu ein Schwächegefühl wie von bevorstehender Diarrhoe. Starke Gasauftreibung des Colons, welche mit einem Druck nach unten einhergeht. Abneigung gegen Fleisch; Verlangen nach saftigen Früchten. Sofort nach dem Essen Gasauftreibung, verbunden mit Pulsationen im Rectum. Übelkeit begleitet von Kopfweh. Schmerz im epigastrischen Winkel, schlimmer bei Erschütterung oder wenn der Patient einen Fehltritt macht.

Die **Hauptsymptome** finden sich im Rectum, wo ein ständiger Druck nach unten besteht, verbunden mit Brennschmerz und reichlichem Abgang von Winden, die heiß sind. Gefühl von Unsicherheit im Rectum, als ob der Patient den Stuhl nicht zurückhalten könne. Oft unwillkürlicher Stuhlabgang, insbesondere bei Anlaß eines Windes. Hämorrhoiden, welche wie Trauben aus dem Rectum heraushängen, sehr schmerzhaft sind und deren Beschwerden durch Kaltwasserapplikationen gebessert werden (ebenso *Ratanhia*, aber Besserung durch heiße Umschläge). Kopfschmerzen mit Lumbago abwechselnd, überhaupt Neigung zu Rückenschmerzen in der unteren Lendenwirbelsäule und in der Ileosacralgegend. Dieses Rückenweh kann auch alternieren mit Exacerbationen der Hämorrhoiden.

Psyche: Als psychisches Symptom ist nur Abneigung gegen geistige Arbeit festgestellt worden.

Schlimmer: morgens früh. Hitze, insbesondere Sommerhitze, nach dem Essen und Trinken, Hitzeapplikationen.

Besser: durch Kälte, kalte Umschläge und in der frischen Luft.

Aloe hat sehr enge Beziehungen zu *Sulfur*, welch letzteres in chronischen Fällen häufig nach *Aloe* indiziert ist.

4. Aurum muriaticum natronatum **

Dies ist ein außerordentlich wichtiges chronisches, katalysatorisch wirkendes Lebermittel, das bei weitem nicht so bekannt ist, wie es das verdiente. Seine Hauptwirkung geht auf die Leber und die weiblichen Geschlechtsorgane, insbesondere den Uterus. Es hat Beziehungen zur syphilitischen Diathese. Die Leber ist meist nur wenig schmerzhaft, da seine Hepatopathie äußerst chronisch verläuft. Sie neigt zu Verhärtung, weshalb dieses Mittel ganz besonders bei Cirrhose angezeigt ist, sofern seine Symptome mit denen des Patienten übereinstimmen. Das typische Symptom ist: Entleerung von äußerst dunklem schwarzem Stuhl, abwechselnd mit ganz hellen, fast weißen Defäkationen. Dies ist das wichtigste und charakteristischste Symptom von *Aurum muriaticum natronatum*.

Weitere Symptome: Disposition zu psoriasisähnlichen Hautausschlägen auf syphilitischer Basis, periostale Schwellungen des Unterkiefers und des Kopfes, Schwellung der Hoden mit Induration. Bei der Frau: Myombildung. Meist leidet der Patient unter Hypertension und Arteriosklerose. Das Mittel ist ungenügend geprüft. Psychische Symptome und Modalitäten fehlen.

Komplementärmittel: *Veronica officinalis*.

5. Bryonia **

Bryonia ist ein typisches Lebermittel. Die Leber ist geschwollen und druckempfindlich; der Patient empfindet eine Spannung unter dem rechten Rippenbogen. Die für den Bryonia-Kranken meist typische Schmerzempfindung ist das

Stechen, welches sich sowohl in der Lebergegend als auch im Bereich des Thorax findet. Es wird insbesondere verschlimmert durch Einatmen, durch jede Bewegung, also zum Beispiel auch Husten. Das ganze Abdomen ist druckempfindlich. Es besteht Übelkeit und ohnmachtsartige Schwäche beim Aufstehen, Heißhunger mit Verlust des Geschmackes und sehr starker Durst, wobei der Patient große Mengen Flüssigkeit auf einmal zu sich nimmt. Brechen von Galle und wässeriger Flüssigkeit sofort nach dem Essen. Druckempfindlichkeit in der Magengegend, oft Gefühl wie von einem Stein. Diese Beschwerden sind in der Regel begleitet von einer hartnäckigen Verstopfung mit harten, großkalibrigen, trockenen Stühlen, die aussehen, wie wenn sie verbrannt wären. Bei heißem Wetter aber, insbesondere nach Genuß von Früchten oder Gemüsen, kann diese Verstopfung auch in Durchfall umschlagen. *Bryonia* ist daher eines der am häufigsten indizierten Mittel bei Sommerdiarrhoen der Kinder.

Der Urin ist dunkel oder rötlich, seine Absonderung ist vermindert. In der Anamnese findet man häufig, daß der Patient während der Jugend zeitweise an Nasenbluten gelitten hat.

Psyche: ein ausgesprochen reizbarer, misanthropischer Mensch, den die geringste Kleinigkeit verstimmt und ärgerlich macht. Er ist oft für die anderen deswegen unangenehm, weil er die Tendenz hat, ständig von seinen Geschäften zu reden. Starkes Verlangen n a c h H a u s e zu gehen. Neigung zu Rheumatismus. Träumt von Geschäften und allem, was damit zusammenhängt.

Schlimmer: Wärme, B e w e g u n g , am Morgen früh, nach dem Essen, bei heißem Wetter, Berührung.

Besser: kalte Speisen und Getränke. Fester Druck; Ruhe, Liegen auf der schmerzhaften Seite.

6. Carduus marianus*

Dieses Mittel wurde von alters her bei Gallenkoliken und ähnlichen Beschwerden angewandt und bildet einen Hauptbestandteil der berühmten Badekur. Es hat eine Wirkung auf die Leber und das Pfortadersystem, überhaupt auf die Gefäße. Es bestehen Leberschmerzen, aber hauptsächlich der l i n k e Leberlappen ist empfindlich, ferner sehr häufig auch die Gallenblase, welche vergrößert erscheint und deren Lage durch eine typisch lokalisierte Druckempfindlichkeit meist deutlich festgestellt werden kann. Dazu gesellt sich Völlegefühl im Oberbauch, das vielfach begleitet ist von leichtem Schwitzen. Klinisch findet man Hyperämie der Leber meist mit Gelbsucht und in späteren Stadien Cirrhose mit Ascites. Die Lebersymptome sind in der Regel begleitet von Verstopfung, mit harten, knotigen Stühlen.

Bitterer Geschmack. Abneigung gegen Salz. Neigung zu Schwindel mit Fallen nach vorn. Kopfweh infolge Blutüberfüllung mit Druckgefühl in den Augen und an den Schläfen, das besser wird an der frischen Luft. Hämorrhoiden begleitet von Brennen und Jucken des Afters mit oft erheblichen Blutungen. Neigung zu Varicen, überhaupt Erweiterung des Venengeflechts so auch im Rachen, Oesophagus, auf der Haut, und zwar besonders des Unterschenkels, wo die Venenschwäche häufig zu Unterschenkelgeschwüren führt. Der Urin ist goldgelb, sauer. Häufig Milzschwellung mit stechenden Schmerzen. Schlimmer durch Einatmen.

Psyche: nervös und reizbar, aber mehr nach der depressiven Seite tendierend, abgespannt und entmutigt, Gedächtnisverlust, insbesondere vergißt der Patient, was er eben gerade machen wollte.

Modalitäten: Diese können nicht im Einzelnen angegeben werden, weil sie für die verschiedenen Organe und Symptome ganz verschiedenartig sind; soweit bekannt, wird das in den Tabellen angegeben.

7. Ceanothus *

Die Hauptaffinität dieses Mittels betrifft die Milz, welche oft enorm vergrößert ist. Es hilft aber auch bei Schmerzen der Leber und scheint bei Leberkrankheiten besonders gut zu wirken, wenn gleichzeitig die Milz beteiligt ist. In fortgeschrittenen Stadien besteht starke D y s p n o e. Regeln stark, ferner besteht Weißfluß mit gelblichem Sekret, der außerordentlich schwächt. Die Symptome sind in der Regel begleitet von Durchfall und von Druck nach abwärts im Abdomen. Urindrang und Absonderung von hellem, einen grünlichen Stich aufweisendem Urin. Bei Gallenretention kann er auch dunkel werden und dann Gallenfarbstoffe enthalten. Sehr häufig auch Zucker.

Schlimmer: durch Linksseitenlage.

8. Chelidonium ***

Eines der bekanntesten und wohl am häufigsten gebrauchten Lebermittel. Es hat einige ganz typische Leitsymptome, vor allem ein unbehagliches Gefühl oder Schmerzen in der Lebergegend, begleitet von gegen den rechten unteren Schulterblattwinkel ausstrahlenden Schmerzen. Letztere können auch ohne eigentliche Leberbeschwerden auftreten, sind aber ein sozusagen sicheres Zeichen für eine bestehende, latente Lebererkrankung und ebenso eine Indikation von *Chelidonium.* Es ist aber darauf zu achten, daß nur der Schmerz am u n t e ren Schulterblattwinkel typisch ist, eventuell auch noch, wenn er etwas höher sitzt; hingegen gehören die Schmerzen zwischen dem Schulterblatt und der Wirbelsäule nicht mehr in den Wirkungsbereich von *Chelidonium.* Auf der andern Seite kann es aber auch Schmerzen am unteren linken Schulterblattwinkel machen *(Chenopodium aphis glauci).* Dieselben sind jedoch nicht so typisch.

Als zweites wichtiges Symptom ist zu nennen: eine Neigung zu Ikterus oder Subikterus, welcher oft nur an einzelnen Stellen sichtbar ist, beispielsweise am

Gaumen, an den Handflächen und an den Conjunctiven, die aber meist mehr schmutzig gelblich aussehen als direkt gelb gefärbt.

Ein drittes wichtiges Symptom sind rechtsseitige Supraorbital-Neuralgien, welche periodisch auftreten, nach dem Ohr und nach dem Hinterhaupt ausstrahlen und stets nur die r e c h t e Seite einnehmen. Manchmal ist die Ausstrahlung auch umgekehrt, das heißt von hinten nach vorn und begleitet von Leberschmerzen. Die Periodizität ist typisch. Eisiges Kältegefühl im Hinterhaupt und im Nacken, ferner der Extremitäten. Dazu schwerer Kopf mit Schläfrigkeit, Schwindel mit Neigung zum Vorwärtsfallen. Gelbbelegte Zunge mit Zahneindrücken, bitterer Geschmack. Neigung zu Übelkeit und Brechen, was durch Aufnahme von heißen Getränken gebessert wird, welche übrigens der Patient auch bevorzugt. Gastralgien mit Ausstrahlungen zum Rücken und zum rechten Schulterblatt. Gallenkolik, Leber vergrößert.

Diese Symptome sind meist begleitet von Verstopfung, mit harten Stühlen wie Schafkot. Ganz typisch ist ihre kanariengelbe Farbe und ihre spezifische Leichtigkeit: der Stuhl schwimmt auf dem Wasser des Klosetts. In anderen Fällen ist der Stuhl breiig, teigig und entfärbt. Typisch ist Abwechslung zwischen Verstopfung und Durchfall. Afterbrennen. Die Magen- und Leber-Beschwerden werden meist durch Essen gebessert, treten aber nach einer halben Stunde wieder auf. Reichliche Urinsekretion. Der Urin ist dunkel. Lufthunger mit raschem Atmen. Die Affinität zu den Lungen ist überhaupt groß. Bei rechtsseitiger Pneumonie muß man immer an *Chelidonium* denken, insbesondere bei der zentralen, insofern die übrigen Symptome passen. Das Mittel hat auch rheumatische Beschwerden in den Armen, Schultern, Händen und Fingern sowie in der rechten Hüfte und im rechten Oberschenkel. Hautjucken. Es besteht typische Rechtslateralität.

Schlimmer: durch Bewegung, W e t t e r w e c h s e l , früh morgens, leichte Berührung, ½ Stunde nach dem Essen (Mittagessen).

Besser: durch starken Druck, direkt nach dem Essen, insbesondere nach dem Mittagessen und durch Wärme.

9. China ***

Dies ist ein wichtiges Lebermittel, charakteristisch durch seine Wirkung bei Gasauftreibung, schmerzhafte kolikartige Darmspasmen und Darmkollern. Besser beim Zusammenkauern. Oft ist das ganze Abdomen tympanitisch aufgetrieben. Die Leber und Milz sind geschwollen und vergrößert. Ikterus, besonders gelbe Verfärbung der Skleren. Typisch ist eine sehr starke Empfindlichkeit des Leibes auf leisen Kontakt, aber Besserung bei stärkerem Druck. Auch der Magen ist mit Luft gefüllt, was zu häufigem und massivem Luftaufstoßen führt o h n e Erleichterung. Mitunter hat das Aufgestoßene einen bitteren oder ranzigen Geschmack. Der Kranke ist ständig erschöpft und hat daher ein Bedürfnis zu essen, um sich bei Kräften zu erhalten, aber es fehlt ihm der Appetit. Die Geschmacksempfindungen sind gesteigert, so daß dem Kranken die Speisen leicht zu stark gesalzen oder gewürzt erscheinen, weshalb er als heikler Esser gilt. Abneigung gegen Butter, Bier und Kaffee, oft gegen alles. Singultus. Die Zunge ist dick-schmutzig belegt, es besteht Zungenbrennen, das häufig von Speichelfluß begleitet ist. Bitterer Geschmack im Munde. Kältegefühl oder Empfindung wie von einem Stein in der Magengegend, schlimmer nach dem Essen, besonders nach Tee oder Milch. Die Gasbeschwerden werden gebessert durch Bewegung.

Neigung zu Durchfall mit viel Winden und unverdauten gelblichen Stühlen, welche meist nach dem Essen entleert werden. Schlimmer bei heißem Wetter, ferner durch Bier, Früchte und Milch. Alle Körperausscheidungen, wie Schweiß, die Regeln und der Durchfall, wirken auf den Kranken außerordentlich schwächend. Es ist daher ein Mittel, das meist schlagartig wirkt bei starkem Blutverlust, sei es durch Verletzungen oder durch zu reichliche Menses. Die Regeln kommen meist dunkel, zu früh und zu stark, das Regelblut enthält massenhaft dunkle Gerinnsel. Neigung zu rheumatischen Beschwerden. Eine Hand kalt, die andere warm, Schläfrigkeit am Tag und Schlaflosigkeit in der Nacht. Schreckliche Träume im Halbschlafzustand. Ohrensausen.

Psyche: apathisch, wortkarg und abgeneigt zu sprechen, indifferent und bei Kindern unfolgsam. Gedankenzudrang, was am Schlafen hindert. Rücksichtslos, verletzt die andern, weil er keine Rücksicht nimmt auf deren Gefühle und Ansichten. Schreikrämpfe. Schmerzen, wie wenn der Schädel bersten müßte, schlägt sich dann mit den Händen an den Kopf, was erleichtert. Schmerzempfindlichkeit der Haare beim Berühren und Kämmen.

Schlimmer: leiseste Berührung, Luftzug, jeden 2. Tag, nach dem Essen, durch Verlust von Körpersäften, nachts Rückwärtsneigen.

Besser: durch Zusammenkauern, starken Druck, frische Luft und Wärme.

10. Chionanthus **

Die Leber ist vergrößert, chronisch entzündet, und dieses Symptom ist begleitet von Subikterus oder Ikterus, Verstopfung und entfärbten Stühlen, die aber weich oder breiartig sind. Der Stuhldrang verursacht Übelkeit. Rötlichbrauner Urin meist in reichlicher Menge, mit erhöhtem Reststickstoff und gelegentlich Glykosurie. Gallensteinkoliken. Das Mittel scheint auch auf das Pankreas zu wirken. Krampfartige Schmerzen in der Nabelgegend. Appetitlosigkeit. Die Zunge ist dick belegt, was begleitet ist von Trockenheit im Mund. Periodische Migränen oder supraorbitale Kopfschmerzen, die heftig sind, wie wenn der Schädel zerspringen müßte, und verschlimmert werden durch Bewegung, Husten, Erschütterungen, Schlag, hingegen gebessert durch Ruhe, Liegen und durch Druck mit beiden Händen.

Psyche: träge, lustlos.

Klinische Indikationen: akute und chronische Hepatitis, Cholelithiasis, Diabetes mellitus.

Das Mittel wird meist in niederen Dosen gegeben von der Urtinktur bis zur 3. Dezimale. Es wirkt mehr als Kanalisator, denn als eigentliche homöopathische Potenz, was wahrscheinlich aber nur mit seiner ungenügenden Prüfung zusammenhängt.

11. Cholesterinum **

Hartnäckige chronische Hepatopathie mit vergrößerter und druckempfindlicher Leber. Die Leberschmerzen haben oft brennenden, neuralgischen Charakter, sind aber nicht schießend, sondern streng lokalisiert in der Lebergegend und konstant. Empfindungen wie Zuckungen, Erschütterungen oder sogar Schläge in der Leber und Gallenblase. Mühsame und langsame Verdauung; Druck in der Magengegend mit Kopfweh. Erhöhte Bilirubinwerte und Subikterus. Erhöhte Cholesterinwerte, welche zu braungelben Flecken Veranlassung geben können, die oft über den ganzen Körper zerstreut sind. Ebenso Trübungen des Glaskörpers, frühzeitiges Entstehen des Greisenbogens an der Iris. Schlaflosigkeit. Das Mittel wird auch gegen Leberkrebs empfohlen.

Schlimmer: durch Erschütterungen, beim Wagenfahren oder durch Gehen.

12. Conium *

Der Conium-Patient ist ein frösteliger, schwacher, entkräfteter Kranker, dessen typisches Symptom die aufsteigende Paralyse ist, was ja durch die Beschreibung des erzwungenen Selbstmordes von Sokrates allgemein bekannt wurde. Wegen der obigen Symptome ist besonders das Greisenalter eine Indikation für dieses Mittel, ferner erfahrungsgemäß auch Leute, welche sexuelle Continenz wahren müssen, also katholische Geistliche, alte Jungfern, Hagestolze und katholische Schwestern. Bei diesen Leuten wirkt *Conium* meist außerordentlich kräftig.

In bezug auf die Leber weisen folgende Symptome auf *Conium*: heftige Leberschmerzen in und in der Umgebung der Leber. Chronischer Ikterus oder starkes Hautjucken (infolge Ablagerungen von Gallensalzen unter der Haut, oft ohne sichtbare Gelbfärbung derselben). Der Charakter der Leberschmerzen ist eine Art Wundschmerz, oft ist es nur eine Druckempfindlichkeit, dann wieder ein Zerschlagenheitsgefühl, mitunter schneidende heftige Schmerzen. Gefühl wie von Zusammengeschnürtwerden in der Lebergegend. Empfindlichkeit der Zungenwurzel. Übelkeit, ätzendes Sodbrennen und saures Aufstoßen, meist schlimmer abends beim Zubettgehen. Schmerzhafte Spasmen in der Magengegend mit Besserung durch Essen und Verschlimmerung einige Stunden nach dem Essen. Schmerzhafte Stellen auf dem Sternum, die klein und scharf lokalisiert sind. Die Conium-Schmerzen können überhaupt auf kleine Stellen beschränkt sein, wie etwa der Schmerz des bekannten Kitzelhustens, wo der Patient an einer ganz kleinen Stelle des Larynx wie besessen kratzen möchte, weil es ihn dort unerträglich beißt. Häufiger Stuhldrang, doch ist der Stuhl hart und geht oft unter Tenesmen ab. Nach dem Stuhlgang außerordentliche Schwäche. Hitze und Brennen im Rectum während des Stuhles.

Weitere Symptome: Photophobie mit starkem Tränenfluß. Phlyktänuläre Conjunctivitis. Schwerhörigkeit. Schwierigkeit beim Wasserlassen, der Strahl stoppt plötzlich und kommt dann wieder. Beim Mann ist die Libido meist erhöht, die Potenz hingegen vermindert. Auch sexuelle Asthenie mit schwacher Erektionsfähigkeit. Die Hoden sind hart und vergrößert. Bei der Frau Atrophie der Mammae mit Stichen in den Brustwarzen. Die Regeln verspätet und schwach. Die äußeren Geschlechtsorgane sind empfindlich. Die Brüste schwellen vor den Regeln an und schmerzen dann. Schwellung und Entzündung der Ovarien. Benigne und maligne Tumoren der Mammae. Der Weißfluß fließt stärker oder nur nach Wasserlassen. Typischer Kitzelhusten wie beschrieben.

Rheumatische Schmerzen in der Brustwirbelsäule und im Steißbein. Dumpfer Schmerz in der Lenden- und Kreuzbeingegend. Fuß- und Handschweiß; fühlt sich schwach auf den Beinen. Neigung zu Drüsenschwellungen und Tumorbildung. Die Drüsen sind verhärtet, und zwar finden sich solche am ganzen Körper, besonders die Axillar-, Inguinal- und Mesenterialdrüsen. Ein ganz typisches Symptom ist der S c h w e i ß a u s b r u c h beim Schlafen oder schon beim Augenschließen.

Psyche: Neigung zu Melancholie oder depressiver Einstellung, besonders nach Gefühlserregungen. Ängstlich, schüchtern. Abneigung gegen Gesellschaft, aber trotzdem voller Angstgefühle, wenn er allein ist. Abneigung gegen seine Geschäfte, gegen geistige Arbeit, überhaupt markante Indifferenz. Schlechtes Gedächtnis und Unmöglichkeit, eine geistige Anstrengung längere Zeit durchzuhalten. S c h w i n d e l , besonders bei Bewegungen des Kopfes, also beim Drehen und Schütteln des Kopfes.

Schlimmer: geschlechtliche Continenz, Erkältung, körperliche oder geistige Anstrengung.

Besser: in der Dunkelheit, durch Bewegung (außer dem Schwindel), fester Kleiderdruck, durch Herabhängenlassen der Glieder und durch Fasten.

13. Crotalus horridus ***

Hier steht die infektiöse Hepatitis im Vordergrund. Die Leber ist vergrößert, oftmals reicht sie bis unter den Nabel, dabei ist sie hyperämisch und schmerzhaft. Die Schmerzen sind schlimmer bei tiefer Inspiration und bei rechter Seitenlage. In schwereren Fällen besteht Ikterus, der sehr hochgradig sein kann, was *Crotalus* vor allem beim gelben Fieber berühmt gemacht hat. Der Ikterus ist begleitet von einer auf Infektion beruhenden hämorrhagischen

Diathese mit Purpura und Blutungen, welche in fast allen Organen des Körpers statthaben können. Die Haut ist meist empfindlich auf Berührung, und zwar sozusagen nur auf der rechten Körperhälfte. Typisch ist der übelriechende Atem wie auch der übelriechende Speichel. Meist besteht eine geschwollene, rötliche, empfindliche Zunge, die wie lackiert erscheint. Galleerbrechen oder Erbrechen kaffeesatzartiger Massen. Das Erbrechen stellt sich besonders bei rechter Seitenlage ein. Das Abdomen ist aufgebläht mit Unvermögen, den Kleiderdruck zu ertragen. Oft bestehen durchfällige, häufige Stühle, wobei wenig Stuhl entleert wird pro Mal. Derselbe ist schwärzlich gefärbt, reizt den After und hat fötiden Geruch. Das Blut weist ebenfalls erhebliche Veränderungen auf, was schon aus der Bereitschaft zu Blutungen hervorgeht, die meist schwarz und sehr dünnflüssig sind und keine Gerinnsel enthalten (Haemoptysis, Hämaturie, Metrorrhagie, Epistaxis, Melaeten, Purpura, Petechien und Ekchymosen sowie Netzhautblutungen und solche der Conjunctiva).

Der Magen ist unfähig, die Nahrung zu behalten. Alles wird sofort erbrochen, oft mit Blutbeimengung. Hungergefühl mit Verlangen nach Stimulantien und Zucker. Abneigung gegen Fleisch. Die Menses sind verlängert und verstärkt, oft besteht Dysmenorrhoe mit stinkendem Ausfluß (bei Purpueralinfektionen). Phlegmasia alba dolens. Das Herz ist meist stark in Mitleidenschaft gezogen im akuten Zustand, es zeigt schwache Aktion und Pulsbeschleunigung, Herzklopfen, welches verstärkt ist während der Menses. Einschlafen der unteren Glieder. Gestützt auf diese Symptome, findet *Crotalus* Anwendung bei Hepatitiden, gelbem Fieber, Magenulcus und Magenkrebs, alkoholischer Gastritis, Purpueralfieber und Phlegmasia alba dolens, ferner bei Nierenentzündungen, sofern die Symptome übereinstimmen.

Psyche: Sensorium und Gedächtnis im akuten Zustand getrübt, bei mehr subakutem Verlauf Logorrhoe mit Verlangen zu fliehen. Depression, weinerliche Stimmung, aber sehr ungeduldig. Dazu Schwindel mit Schwäche und Zittern, occipitales Kopfweh. Die Schmerzen sind oft mit Schmerzen in der Herzgegend begleitet, welche schlimmer sind beim Liegen auf der linken Seite.

Schlimmer: typische Rechtslateralität, frische Luft. (Gegenteil: *Lachesis*), abends und morgens (*Lachesis* nur morgens), im Frühling, bei warmem und feuchtem Wetter, sich alle Jahre wiederholende Periodizität, beim Erwachen, durch Traumatismus.

14. Digitalis **

Die Leber ist vergrößert infolge der Hepatitis oder Stase, druckempfindlich und schmerzhaft. Dieses hauptsächlich klinische Symptom ist begleitet von Schmerzen im linken Hypochondrium, Schmerzen, welche oft dem Colon descendens entlang ausstrahlen. Vielfach bestehen peinigende Schmerzen im Bereich des ganzen Bauches, Beklemmungsgefühl im Epigastrium und Pulsationen entlang der Bauchaorta. Der Stuhl ist entfärbt, er ist oft vollkommen weiß wie gebrannter Kalk. Dazu hat er pappige Konsistenz. Oft ist er durchfällig, besonders bei Gelbsucht.

Die zweite Gruppe von Hauptsymptomen betreffen das Herz. Herzschlag und Puls sind schwach, unregelmäßig, aussetzend und außerordentlich verlangsamt. Es bestehen Ödeme und Schwellungen, besonders der unteren Extremitäten. Dekompensation des Kreislaufes mit Vorhofflattern oder Herzblock. Ohnmachtsartige Schwäche, intensives Kältegefühl, besonders der Haut, Flimmern vor den Augen nach Tabakgenuß und bei Gelbsucht. Bläuliche Verfärbung des Gesichtes mit Asystolen; Prostration durch geringste körperliche Anstrengungen, Kollaps oder Schwäche, wie wenn er sterben müßte. Gefühl, als ob das Herz stillstehe, wenn er sich bewegt; muß ganz still liegen.

Süßlicher Geschmack im Munde mit Speichelfluß. Extreme Übelkeit. Verlangen nach Essen wegen großer Schwäche, das aber nicht bessert, im Gegenteil: Nahrungsaufnahme verschlimmert das Allgemeinbefinden. Die Schmerzen im Magen strahlen gegen den Oesophagus aus. Scharfe stechende Kopfschmerzen im Vorderhaupt, gegen die Nase ausstrahlend, speziell nach Aufnahme von kalten Getränken oder Eis. Ödematöse Schwellung des Scrotums und des Praeputiums; Prostatahypertrophie. Verlangen nach tiefen Atemzügen, Dyspnoe und Schwächegefühl in der Brust. Chronische Bronchitis bei alten Leuten. Passive Blutüberfüllung der Lungen mit blutigem Sputum. Myocarddegeneration. Schlaf: Schlaflosigkeit, plötzliches Auffahren mit Herzensangst; hat das Gefühl, als ob er soeben von einer großen Höhe hinuntergefallen wäre. Die Haut ist oft ödematös, subikterisch oder i k t e r i s c h mit Jucken. Gelbe Skleren. Die Venen sind erweitert, schimmern blau durch, dies besonders auf den Lidern, an den Ohren, Lippen und Zunge.

Schlimmer: Aufrechtsitzen, nach Nahrungsaufnahme, durch Musik, nach Coitus, nach Anstrengung, durch Aufnahme kalter Getränke oder Eis.

Besser: bei leerem Magen (außer dem Schwächegefühl), frische Luft und Ruhe.

15. Eupatorium perfoliatum *

Leberschmerzen mit Erbrechen von grüner Flüssigkeit, welches sehr starkem Durst vorangeht. Gelbe Zunge, bitterer Geschmack im Munde, Singultus, Abneigung gegen engsitzende Kleider, welche verschlimmern. Der Stuhl ist entweder verstopft, oder es finden sich umgekehrt häufige Entleerungen von grünen, wässerigen Stühlen. Schmerzen in allen Knochen und Muskeln, besonders der Extremitäten, begleitet von Kopfschmerzen, wie wenn eine bleierne Kappe über den Schädel gestülpt wäre. Schwindel mit der Empfindung, nach links fallen zu müssen. Occipitalkopfweh beim Liegen mit Empfindung von einem bleiernen Gewicht im Kopf.

Das Mittel eignet sich vor allem bei akuten Störungen, besonders bei Personen, die in feuchten Gegenden, entlang von Flüssen oder in der Nähe von

Sümpfen wohnen. Bei diesen kann sich dann ein chronischer Eupatoriumperf.-Zustand entwickeln, welcher charakterisiert ist durch periodisches Auftreten der Exacerbationen, und zwar meist in 7tägigen Intervallen.

Schlimmer: alle 7 Tage, Fieberanstieg zwischen 7 und 9 Uhr.
Besser: durch Unterhaltung, in Knie-Ellenbogen-Lage.

16. Ferrum picrinicum *

Dieses ist ein wenig bekanntes, aber, wenn angezeigt, tief wirkendes Lebermittel. Die Leber ist nur ganz wenig schmerzhaft und nur leicht druckempfindlich. Es handelt sich meist um toxische Störungen infolge von rheumatischen Giften, welche die Leberfunktion behindern, ähnlich wie die rheumatischen Gifte auch am Herzen Störungen machen können. Der Ferrum-picr.-Kranke hat ein ganz typisches Symptom, nämlich funktionelles Versagen verschiedener Organe gerade dann, wenn sie zu ihrem besonderen Zweck in Funktion treten sollten, also z. B. die Stimme versagt, sobald der Patient anfängt zu sprechen, oder die Beine, sobald er energisch gehen will, die Respiration, sobald er tief atmen möchte usw. Prostatahypertrophie, Epistaxis, Ohrensausen mit Schwerhörigkeit, Leukocytose, neuralgische Schmerzen in den Zähnen, welche gegen die Ohren und Augen ausstrahlen.

Am Magen Neigung zu Dyspepsie, mühsame Verdauung. Gefurchte Zunge, Kopfschmerz nach dem Essen.

Rheumatische Beschwerden: rechtsseitiger Schmerz des Nackens mit Ausstrahlen in den rechten Arm.

Haut: zahlreiche Warzen auf den Händen.

Nach den klinischen Erfahrungen wirkt das Mittel am besten auf dunkelhaarige, plethorische Patienten. Vor allem wirkt es sehr gut als Komplement nach *Sepia*, *Nux vomica*, *China* und *Phosphorus*.

17. Lachesis

Dies ist ein außerordentlich wichtiges Lebermittel, das bei mindestens $^2/_3$ aller chronischen Leberpatienten einmal während der Kur angezeigt ist und ohne das sie nicht genesen können. Es ist als Lebermittel viel zuwenig bekannt, so daß es lange nicht die Anwendung hat, die es bei Leberkrankheiten verdient, während häufig andere Mittel irrtümlicherweise statt *Lachesis* gegeben werden und dann naturgemäß nichts nützen.

Die Lebergegend ist empfindlich besonders auf leisen Druck. Der Kranke verträgt den Kleiderdruck nicht. Das Abdomen ist tympanitisch und druckempfindlich. Dem Leser ist vielleicht aufgefallen, daß fast bei allen Mitteln Leberschmerzen oder Druckempfindlichkeit der Leber vorhanden ist, so daß der Anfänger sich fragen wird: Wie kann man denn die Mittel voneinander unterscheiden? Dazu ist zu sagen, daß eben die Leber subjektiv gar keine anderen Symptome hervorbringen kann als Schmerzen oder Druckempfindlichkeit; das ist also einfach ein Zeichen für irgendeine Störung der Leber. Selbstverständlich sind diese Schmerzen von einem gewissen Wert, weil wir daraus auf eine Affektion der Leber oder auf ihre Beteiligung am Krankheitsbild schließen können. Abgesehen davon ist aber der Leberschmerz als solcher für die Mitteldiagnose sozusagen wertlos, weil ihn fast alle Mittel aufweisen. Er kann höchstens von einiger Bedeutung sein, wenn ein ganz t y p i s c h e r Leberschmerz vorhanden ist, wie etwa Ziehen und Zucken bei *Cholesterinum* oder dann die Verschlimmerung durch Kleiderdruck, aber Besserung beim Öffnen der Kleider bei *Lachesis* usw. Sonst sind aber gerade die anderen Symptome, welche also nicht die Leber betreffen, diejenigen, nach welchen wir das Mittel auswählen müssen, weil sich unsere Arzneien durch jene anderen Symptome voneinander unterscheiden.

Leitsymptome: große Neigung zu sprechen, zu erzählen, alles, was in seinem Innern vorgeht, zu exteriorisieren; denkt laut. Passioniert für neue Ideen, aber ziemlich psycholabil. Voller Unruhe. Morgendliche Depression, sehr ungeduldig. Eifersüchtig.

Magensymptome: Neigung zu Alkohol und Austern. Besonders die oberste Partie des Magens ist druckempfindlich. Der Appetit ist vergrößert; wenn der Patient Hunger hat, so muß er sofort essen. Nagende Schmerzen im Magen, besser durch Essen, aber nach 2 bis 3 Stunden wieder auftretend. Der Stuhl ist meist verstopft, übelriechend und oft schwarz gefärbt durch Intestinalblutungen. Hämorrhoiden, welche vorfallen, dann strangulieren und livide Farbe annehmen. Die livide Farbe ist überhaupt ein typisches Merkmal von *Lachesis;* sie ist verursacht durch mangelnde Sauerstoffaufnahme des Blutes. Deshalb leidet der Lachesis-Patient unter einer chronischen Toxikose, die sich besonders dann verschlimmert, wenn die Atmung oberflächlich ist, also zum Beispiel, wenn der Patient schläft. Auch feucht-warmes Wetter verstärkt die Toxikose. Ein weiteres Leitsymptom ist die Empfindlichkeit bei Berührung, besonders des Kehlkopfs, womit auch die Unverträglichkeit des Kleiderdrucks in der Halsgegend zusammenhängt. Der Patient muß daher den Hals frei haben und hat auch das Bedürfnis, den Gürtel zu lockern. Er hat häufig das Verlangen, tiefe Atemzüge zu machen. Oft wacht er im Schlaf auf mit Lufthunger, den er nur mit hastigem und tiefem Atmen befriedigen kann. Die Verschlimmerung während des Schlafens ist überhaupt sehr typisch. Sehr viele Beschwerden treten auf, nachdem der Patient einige Stunden geschlafen hat, beispielsweise am Morgen beim Erwachen.

Ausgesprochene Linkslateralität. Die Schmerzen gehen von links nach rechts. Ausnahme davon machen nur die Leber und die Ischias, die, wenn vorhanden, rechts meist stärker auftritt. Beim weiblichen Geschlecht finden sich oft fliegende Hitze und Wallungen ins Gesicht, besonders beim Ausbleiben der Regeln und während des Klimakteriums. Die Regeln sind schwach, oft unterbrochen, das linke Ovarium schmerzhaft und entzündet, oft besteht auch Amenorrhoe. Wenn die Regeln nicht erscheinen, wird der Zustand der Patientin immer schlechter und schlechter, sind sie aber einmal da, so ist es ihr wieder wohl. Deshalb ist *Lachesis* eines der wichtigsten Mittel beim Klimakterium.

Der Lachesis-Kranke hat auch septische Zustände. An der Haut zeigen sich zahlreiche Erscheinungen, typisch sind heiße Schweiße von rötlicher Färbung. Ferner finden sich Furunkel, Karbunkel und Geschwüre, welche stets durch ihre livide Farbe gekennzeichnet sind.

Schlimmer: nach Schlaf, frühmorgens, im Frühling und Herbst, durch warme Bäder, feucht-warmes Wetter, Kleiderdruck, warme Getränke (speziell bei Anginen), linke Seite.

Besser: alle Ausscheidungen des Körpers (Menses, Schweiße, Durchfälle, Fließschnupfen usw.), ferner sehr auffallend und mit den übrigen Charakteristiken des Mittels nicht im Einklang stehend: warme Umschläge.

18. Leptandra **

Hier handelt es sich um eine chronische Hepatopathie mit Schmerzen in der Leber und der Gallenblase, welche beide druckempfindlich sind. Heftiges Übelkeitsgefühl in der Gegend zwischen dem epigastrischen Winkel und dem Nabel. Die Leber- und Gallenblasen-Schmerzen haben oft einen brennenden, stechenden Charakter, strahlen gegen den Magen, gegen den Rücken und gegen das linke Schulterblatt aus. Besonders typisch sind die schwarzen, stinkenden Stühle, begleitet von Schmerzen in der Nabelgegend bei der Defäkation. Blutende Hämorrhoiden mit Prolaps des Rectums. In selteneren Fällen sind die Stühle auch entfärbt, dies meist während akuter Exacerbationen, welche dann von Subikterus oder Ikterus begleitet sind.

Weitere Symptome: der Geschmack im Munde ist faulig, übelriechender Mundgeruch, Übelkeit beim Aufrichten im Bette, frontales Kopfweh mit Schwindel, Schläfrigkeit und Depression, oft begleitet von Schmerzen in den Augäpfeln.

Schlimmer: Liegen auf der rechten Seite, Bewegung, kalte Getränke.
Besser: auf dem Bauche liegend.

19. Myrica *

Die Erkrankung des Myrica-Patienten hat meist einen chronischen Verlauf, gelegentlich kann sie subakut sein, nur selten akut. Es hat eine Affinität auf die Leberzelle und auf das Gallensystem. Die Schmerzen sind dumpf und strahlen gegen die Schulterblätter aus, und zwar mehr links. Es besteht ein Schwächegefühl in der Magengegend (goneness), welches sich bis zur Übelkeit steigern kann und durch Essen v e r s c h l i m m e r t wird. Hingegen wirkt energisches Gehen bessernd. Die Zunge ist gefurcht, der Patient hat einen schlechten Geschmack im Munde, auch der Speichel ist dickflüssig und an der

Schleimhaut klebend, und zwar sowohl in der Mundhöhle als auch im Pharynx. Zahnfleischblutungen. Appetitverlust mit Völlegefühl im Epigastrium, schlimmer nach dem Essen. Verlangen nach sauren Speisen. Übler Mundgeruch. Der Schlaf ist gestört mit unangenehmen Träumen, häufiges Erwachen. Haut: gelb mit Jucken, typische Empfindung, als ob Insekten darauf herumkriechen würden. Extremitäten: in den Beinen fühlt sich der Patient schwach und unsicher. Schmerzen rheumatischen Charakters unter beiden Schulterblättern, im Nakken, in der Wirbelsäule, in allen Muskeln, ganz besonders aber unter dem Fußgewölbe, und zwar vorzugsweise rechts.

Ferner bestehen Kopfweh, gelbe Skleren, schlimmer beim Gehen und am Morgen. Zusammenschnürungsgefühl der behaarten Kopfhaut.

Psyche: reizbar oder indifferent.

20. Nux vomica *

Hier ist vor allem das Pfortadersystem befallen, es besteht dort Stauung mit den typischen davon abhängigen abdominellen Störungen, ferner Stauung der Venen im kleinen Becken und der Hämorrhoidalvenen mit Hämorrhoiden. Als Folge dieser Pfortaderstauung kann auch die Leber geschwollen und durch venöse Stase passiv blutüberfüllt sein, was sich subjektiv in stechenden Schmerzen äußert.

Im übrigen verweisen wir auf S. 25 und die Tabellen.

21. Podophyllum **

Ein höchst wichtiges Lebermittel, doch äußert sich hier die Leberstörung viel weniger in diesem Organe selbst als in Durchfällen, welche sich oft schon in den ersten Lebensmonaten einstellen und fast konstant bleiben. Sie haben choleraähnlichen Charakter, sind ganz besonders heftig am frühen Morgen und verschlimmern sich während des Zahnens, wobei das Kind dann beim Waschen oder Baden glühend heiße Wangen bekommt (ähnlich wie *Chamomilla*). Der Stuhl ist grünlich, wässerig, außerordentlich voluminös. Der Patient macht große Haufen, von denen man sich kaum vorstellen kann, wie sie überhaupt zustande kommen können. Der Stuhl wird meist explosiv entleert und riecht außerordentlich schlecht. Neigung zu Rectumprolaps vor oder während des Stuhles. Durchfall kann mit Verstopfung abwechseln. Während der Verstopfungsperiode hat der Patient dann entfärbte, harte und trockene Stühle. Innere und äußere Hämorrhoiden. Im Abdomen hat der Patient die Empfindung von Blähungen, von Hitze und von Schwäche mit Abwärtsdrängen (bearing down). Durch Liegen auf dem Bauche werden die abdominellen Beschwerden gebessert. Im Magen finden sich saures Aufstoßen, Übelkeit und Brechen, Durst auf große Mengen Wasser auf einmal genommen (*Bryonia*), Sodbrennen. Die Milch wird schlecht ertragen und häufig erbrochen.

Weitere Symptome: dumpfer Kopfschmerz, oft mit Durchfall abwechselnd. Zusammenpressen und Knirschen mit den Zähnen während der Nacht, fauliger stinkender Mundgeruch, Schmerzen zwischen den Schultern und in der rechten Leistengegend; die Schmerzen strahlen nach dem rechten Oberschenkel aus.

Bei Frauen findet sich Prolapsus uteri, uterine Schmerzen und vor allem solche des rechten Ovariums. Während und nach der Schwangerschaft werden alle diese Beschwerden stärker. Typische Rechtslateralität.

Psyche: Schwatzhaftigkeit bei herabgesetzten geistigen Fähigkeiten.
Schlimmer: morgens früh, während des Zahnens, bei heißem Wetter.
Besser: Liegen auf dem Bauche.

22. Ptelea ***

Ein äußerst wichtiges Mittel bei Leber- und Gallenleiden. Wir haben wiederum Schmerzen der Leber und der Gallenblase, welche Druckempfindlichkeit aufweist, mit starker Verschlimmerung, ja Unmöglichkeit, auf der l i n - k e n Seite zu liegen. Besserung in rechter Seitenlage. Dazu kommen: bitterer Geschmack im Munde, Unverträglichkeit von Butter und Käse, dyspeptische Beschwerden, welche sich sofort nach dem Essen verschlimmern. Im Mund finden wir Speichelfluß mit bitterem Geschmack, die Zunge ist weiß belegt und die Pupillen sind rot und prominent. Empfindung eines Gewichtes und von Völle im Magen, begleitet von Kneifen. Aufstoßen, Übelkeit und Erbrechen, oft bestehen auch Hitzegefühl und Brennen im Magen. Nach dem Essen hat der Patient das Gefühl, der Magen sei leerer als vorher, was sehr typisch ist. Ferner sind die Leber- und Magensymptome oft begleitet von rheumatischen Beschwerden in den Gliedern. Krämpfe in der Herzgegend. Schmerzen in der Stirne, gegen die Nasenwurzel ziehend, wie wenn der Schädel zerspringen wollte; ferner frontales Kopfweh, welches schlimmer wird durch Bewegung, nachts und durch Geräusche. Nächtliche Unruhe, schreckliche Träume und Alpdrücken; der Schlaf erfrischt nicht.

Schlimmer: in Linksseitenlage, morgens früh, sofort nach dem Essen, Fette, Käse.
Besser: durch Genuß von sauren Speisen, Rechtsseitenlage.

Ptelea ist oft ein ausgezeichnetes Mittel bei Nahrungsvergiftung durch verdorbenes Fleisch, Fische und Käse, auch wenn dieselbe schon monatelang bestanden hat, ferner bei chronisch rezidivierender Gallenkolik, obwohl das Mittel dieses Symptom nicht im Mittelbild aufweist.

23. Pulsatilla *

Auch beim Pulsatilla-Patienten ist die Leber angegriffen, obwohl sich die Hauptbeschwerden mehr am Magen geltend machen. Die Leber des Pulsatilla-

Kranken ist hauptsächlich empfindlich gegen Fettgenuß. Er bekommt danach Übelkeit und Erbrechen. Magenschmerzen 1 Stunde nach dem Essen, wie wenn ein Stein darin liegen würde. Pulsation in der Magengegend. Periodische Dyspepsie mit Sodbrennen. Stets ist Durstlosigkeit ein charakteristisches Merkmal. Dazu Abneigung gegen fettes und warmes Essen sowie warme Getränke. Bitterer Geschmack im Munde mit starker Mundtrockenheit. Auch die Lippen sind trocken und aufgesprungen. Die Zunge ist gelb oder weiß belegt, und zwar ist dieser schleimige Belag sehr festhaftend. Übler Mundgeruch. Süßlicher Speichel. Die Geschmacksempfindung ist vermindert oder fehlt ganz. Die Speisen schmecken bitter. Aufgetriebenheit bei gleichzeitigem Hungergefühl und Schwächeempfindung im Magen (goneness). Auch das Abdomen ist aufgebläht. Darmkollern. Der Stuhl ist außerordentlich wechselnd. Man sagt, der Pulsatilla-Patient habe nie zwei gleiche Stühle. Eher Neigung zu Durchfall, was aber nicht hindert, daß ich bei Übereinstimmen der Symptome schon zahlreiche chronisch verstopfte Patienten mit e i n e r Dosis *Pulsatilla* geheilt habe. Bei durchfälligem Stuhl, was die Regel ist, findet sich darin viel Schleim, oft Blut, wie ja *Pulsatilla* nach dem Mittelbild gern Blutungen der Schleimhäute macht.

Psyche: weinerlich, schüchtern, unentschlossen, außerordentlich empfindlich und empfindsam; schnell beleidigt, aber auch gleich wieder zufrieden, wenn ihr der Beleidiger ein gutes Wort gibt. Leicht entmutigt, sehr abhängig von der Umgebung. Himmelhoch jauchzend — zu Tode betrübt, also ein sehr emotiver Patient. Starkes Verlangen nach Liebe und Anteilnahme.

Schlimmer: durch Hitze, warmes Zimmer, fette Speisen, vor allem durch Schweinefleisch, gegen Abend, beim Liegen auf der linken oder auf der schmerzhaften Seite, durch Kummer und wenn die Füße herabhängen.

Besser: frische Luft, mäßige Bewegung, kalte Anwendungen, kalte Speisen und Getränke, die der Kranke gern trinkt, ohne Durst zu haben. Kühle, Anteilnahme.

24. Quassia *

Es finden sich Schmerzen in der Lebergegend, auch solche der rechten Intercostalmuskeln. Druckschmerz und Stechen in der Leber- und Milzgegend. Dazu atonische Dyspepsie mit nächtlicher Gas- und Säureproduktion. Magenschmerzen mit Empfindung von Leere im Bauch, wie wenn derselbe vollständig zusammengesunken wäre. Aufstoßen von Speisen. Trockene Zunge mit braunem, klebrigem Belag. Ascites. Häufiger Harndrang mit Unmöglichkeit, den Urin zurückzuhalten. Reichlicher heller Urin. Verlangen, die Glieder zu strecken und zu dehnen, ebenso zu gähnen. Kälteempfindung im Rücken. Allgemeine Schwäche und ständiges Hungergefühl. Er muß ständig etwas essen, sonst wird ihm furchtbar elend und schwach. Kalte Extremitäten, besonders die Füße. Kalte Extremitäten scheinen überhaupt ein Lebersymptom zu sein.

Das Mittel wurde besonders von RADEMACHER in die Therapie eingeführt; eine genaue homöopathische Prüfung mit Hochpotenzen wurde bisher nicht vorgenommen. Man wird es daher vorzüglich in tieferen Potenzen geben (D 3 bis D 6), eventuell auch als Tinktur, letztere besonders wenn eine alkoholische Anamnese erhoben wurde. Wirken die Tiefpotenzen gut, so kann man auch höher gehen (3.–6. LM).
Psychische Symptome und Modalitäten sind nicht bekannt.

25. Quercus glandium spiritus *

Ein außerordentlich nützliches Mittel, aber wenig geprüft, außer durch RADEMACHER, der es bei Leber- und Milz-Erkrankungen gab nach der Homöopathie ähnlichen Prinzipien. Es eignet sich ganz besonders bei Leber- und Milzvergrößerung mit alkoholischer Anamnese. In diesen Fällen unterstützt es, in tieferen Potenzen gegeben (D 1 oder D 3), die Wirkung der angezeigten homöopathischen Lebermittel, insbesondere von *Nux vomica*.

Symptome: Verminderung des Gehöres, Schwindel mit Geräuschen im Kopf. Leberaffektionen mit Neigung zu Ascites und Ödem der unteren Extremitäten. Es besteht Flatulenz. Es hat auch einen günstigen Einfluß auf den Alkoholismus selbst, indem es das Verlangen danach dämpft. In diesen Fällen gibt man Reintinktur (10 Tropfen bis einen Mokkalöffel voll 3mal täglich). Bei Auftreten von Durchfall muß die Dosis herabgesetzt werden.

26. Stellaria media *

Ebenfalls Hepatitis mit Leberschwellung und Blutüberfüllung, die sich als stechende Schmerzen geltend machen, begleitet von Druckempfindlichkeit. Die Leber arbeitet träge. Die Stühle sind entfärbt, meist lehmfarbig. Es besteht Verstopfung oder Verstopfung alternierend mit Durchfall.

Leitsymptome: scharfe, umherirrende oder fliehende Schmerzen rheumatischer Art in den verschiedensten Körperregionen. Steifigkeit der Gelenke mit Verschlimmerung durch Berührung und durch Bewegung. Gichtknötchen der Fingergelenke. Sämtliche Funktionen des Körpers liegen darnieder und sind verlangsamt.

Psyche: es besteht starke Reizbarkeit, Unpäßlichkeit, Müdigkeit und Abneigung gegen Arbeit.

Weitere Symptome: linksseitiges Stirnkopfweh, schlimmer am Morgen. Die Muskeln des Nackens sind steif und schmerzhaft. In den Augen eine Empfindung, wie wenn sie nach vorne getrieben würden.

Rheumatische Schmerzen in den verschiedensten Körpergegenden, besonders starke Schmerzen außer in den bereits genannten Gegenden in der unteren Lumbalgegend, in der Nierengegend und im Glutaeus mit Ausstrahlung in die

Oberschenkel oder in die Schultern und Arme. Synovitiden. Rheumatische Schmerzen in den Waden und Beinen.
Schlimmer: am Morgen, durch Wärme und durch Tabakrauchen.
Besser: abends, durch kalte Luft, durch Bewegung.

27. Taraxacum *
Taraxacum verursacht nach dem Arzneimittelbild ebenfalls eine akute oder chronische Hepatitis, wobei besonders der mittlere Teil der Leber betroffen ist. Typisch ist hierbei die ausgesprochene Landkartenzunge. In anderen weniger charakteristischen Fällen ist dieselbe mit einem dicken weißen Überzug versehen. Häufig besteht ein Subikterus. Die Leber ist meist vergrößert und verhärtet. Stiche auf der linken Abdominalseite, welche wahrscheinlich von spastischen Phänomenen im Sigmoid herkommen, weshalb sich in dieser Gegend meist auch Kollern findet. Abdominale Tympanie mit Erschwerung der Stuhlentleerung. Appetitlosigkeit und bitterer Geschmack im Munde. Ferner Aufstoßen und Speichelfluß. Es bestehen auch Beschwerden von seiten des Magens, die nichts besonders Charakteristisches an sich haben außer, daß Fette schlecht vertragen werden und Übelkeit verursachen. Unruhe in den Gliedern. Neuralgische Schmerzen, besonders in den Knien, welche durch Druck gebessert werden. Die Glieder sind auch sehr druckempfindlich. Nachtschweiße. Fröstligkeit nach dem Essen, dazu insbesondere die Fingerspitzen eiskalt. Gastrisches Kopfweh, Empfindung von großer Hitze im Vertex. Rheumatische Schmerzen im Musculus sternocleidomastoideus, der sehr druckempfindlich ist.
Schlimmer: Ruhe, beim Liegen und Sitzen.

28. Veronica officinalis **
Ein wenig bekanntes, aber sehr nützliches Lebermittel.
Hauptsymptome: Schmerzen auf der Leber mit Flatulenz und Stühlen, welche periodisch außerordentlich in der Farbe wechseln, teils fast schwarz, dann wieder entfärbt sind.

29. Vipera *
Vipera hat wie fast alle Schlangengifte eine ausgesprochene Affinität zum Venensystem und zur Leber, die außerordentlich schmerzhaft ist mit Ausstrahlung der Schmerzen in die Schulter und Hüfte. Oft bestehen Fieber und Subikterus oder Ikterus sowie Phlebitiden mit einer Empfindung, wie wenn die Venen auseinanderbersten wollten. Es hat auch im Mittelbild Lähmungserscheinungen in den unteren Extremitäten, die aufsteigen, ähnlich wie die Landrysche

Paralyse. Von seiten der Nieren findet sich Hämaturie, starke Neigung zu ödematösen Schwellungen, besonders des Gesichts, der Lippen und der Zunge. Die geschwollenen Partien sind livid gefärbt (wie bei den meisten Schlangengiften). Krämpfe in den Muskeln der unteren Extremitäten.

Eine typische Modalität ist, daß der Patient die gestauten Beine hochlagern muß, weil dieselben beim Herunterhängen schmerzen, wie wenn sie bersten wollten.

30. Yucca *

Tiefsitzende Schmerzen in der Oberbauchgegend und in den oberen Partien der Leber. Die Schmerzen strahlen nach dem Rücken aus. Meist sind sie begleitet von Kopfschmerzen. Das Mittel hat ebenfalls subakute oder chronische Leberbeschwerden mit dumpfem Kopfweh, Neigung zu Subikterus, üblem Mundgeruch, gelblich belegter Zunge mit Zahneindrücken und dazu gelblich-bräunliche Stühle. Ein ganz typisches Symptom findet sich im Rachen: wie wenn etwas vom hinteren Nasenrachenraum in den Pharynx hinunterhängen würde, das der Patient weder durch Räuspern noch Schlucken, noch sonst irgendwie herausbringen kann.

Chronische Leberkrankheiten

b) *Antipsorische Mittel*

31. Sulfur **

Sulfur heilt ebenfalls Leberbeschwerden, sowohl Leberdruck wie auch Leberschmerzen. Das Pfortadersystem des Patienten ist überlastet und ebenso die Venen des kleinen Beckens, deswegen Neigung zu Hämorrhoiden. Der Bauch ist überhaupt im allgemeinen empfindlich und schmerzhaft, besonders auf Druck; der Patient hat ein unbehagliches Gefühl im Abdomen. Es besteht entweder Mangel oder außergewöhnlich starker Appetit. Fauliges Aufstoßen; Gefühl, das Essen sei versalzen; Neigung, v i e l zu trinken beim Essen, aber w e n i g zu essen. Unverträglichkeit der Milch, hingegen starkes Verlangen nach süßen Speisen. Hyperacidität mit saurem Aufstoßen und Sodbrennen. Brennende Magenschmerzen und Magenschwere wie von einem Bleigewicht.

Weitere Leitsymptome: stets zu große Körperwärme, besonders nachts im Bett, wo ihn die Füße brennen und er Neigung hat, sich abzudecken oder für die Füße einen kühlen Platz zu suchen. Dieses Symptom verschwindet aber meistens gegen das 40. Jahr und macht dann oft einer Frostigkeit Platz (sogenannter kalter Sulfur). Hungergefühl mit Schwäche in der Magengegend, was ihn veranlaßt, etwas zu essen, dies ganz besonders zwischen 11 und 12 Uhr. Empfindung, das Herz sei zu groß; es ist ihm unbehaglich in der Herzgegend.

Reizungen und Entzündungen an den Stellen, wo die Haut in die Schleimhaut übergeht, also Mundhöhle, Lippen, Conjunctiva und Anus. Daher Afterjucken und Afterbrennen mit sehr rotem After, ebenso rote geschwollene Lippen in der Zeit des heißen Sulfur-Stadiums. Neigung zu Ekzemen.

Psyche: Charakteristisch sind Egoismus, Unordentlichkeit. Als Kind schmutzig, hat Abneigung gegen Wasser und muß gezwungen werden, sich regelmäßig zu waschen. Dafür starke Neigung, sich mit philosophischen Grübeleien zu befassen (der Philosoph in Lumpen). Legt keinen Wert auf sorgfältige Kleidung, sondern geht unordentlich herum. Abneigung gegen jede Arbeit, große Faulheit. Reizbar, eher depressiv, im allgemeinen eher mager mit gutem Appetit. Es scheint, daß die intracellulären Oxydationsprozesse beim Sulfur-Patienten erhöht sind.

Schlimmer: warmes Zimmer. Bettwärme, zwischen 11 und 12 Uhr, bei längerem Stehen, durch kalte Waschungen und Baden. Typische Periodizität, Regelmäßigkeit der Lebensweise und der Berufsarbeit.

Besser: trockenes warmes Wetter, rechte Seitenlage, frische Luft, Abwechslung im Beruf und in der Lebensweise.

32. Calcarea carbonica **

Ebenfalls Leberschmerzen, besonders beim Vorwärtsbeugen; sehr empfindlich auf den geringsten Druck. Abdomen aufgetrieben, besonders in der Gegend des Epigastriums. Starke Fettablagerungen im Mesenterium und in der Bauchdecke. Gallensteinkoliken, Schwellung der Inguinal- und Mesenterialdrüsen. Empfindlich gegen Kleiderdruck.

Neigung zu Durchfall mit unverdauten fettigen Stühlen, dabei übermäßiger Appetit. Die Stühle sind meist großkalibrig, hart, oft entfärbt, sie riechen sauer. Brennende Hämorrhoiden. In andern Fällen Verstopfung, wobei ganz besonders der Beginn der Defäkation große Schwierigkeiten macht. Ist aber einmal etwas entleert (meist harte Massen), dann kommt breiiger und zum Schluß halb flüssiger Stuhl. Im übrigen verweise ich auf S. 26 und die Tabellen.

33. Graphites *

Charakterisiert durch Torpidität des Stoffwechsels und der Organfunktionen, Völlegefühl im Abdomen, begleitet von Übelkeit und dem Bedürfnis, die Kleider zu lockern. Diese Symptome sind begleitet von hartnäckiger Obstipation mit großkalibrigen knotigen Stühlen, welche in der Regel von Schleim eingehüllt sind oder um welche Schleim in Form von Fetzen zu sehen ist. Manchmal sind auch die ganzen Stühle von solchen Fetzen durchsetzt, besonders die Interstitien zwischen den einzelnen knotigen Ballen. Afterbeißen sehr typisch. Im übrigen verweise ich auf S. 36 und die Tabellen.

34. Kalium bichromicum ***
Kalium bichromicum gehört zur sowohl antipsorischen als auch zur sykotischen und syphilitischen Gruppe.

Auch dieses Mittel heilt Leberbeschwerden, die Schmerzen ziehen hier von der Leber nach der r e c h t e n Schulter. Tendenz der Leber zur fettigen Degeneration und zu fibröser Entartung. Im übrigen verweise ich für dieses Mittel auf S. 34.

35. Kalium carbonicum **
Ist ebenfalls ein typisches Lebermittel mit Stichen in der Lebergegend und im Thorax, besonders auf der rechten Seite. Diese Stiche sind sehr typisch und am Thorax werden sie verschlimmert durch tiefes Einatmen (wie *Bryonia*). Alte chronische Leberstörungen, begleitet von Subikterus und Ascites. Schmerzen, welche in der Gegend der Flexura lienalis beginnen und dann quer durch das Abdomen hindurch nach rechts ziehen. Außerordentlich g r o ß k a l i b r i g e Stühle mit Verstopfung. Bildung von großen Hämorrhoiden, welche geschwollen und schmerzhaft sind. Brennen im Rectum und Anus, Neigung zu Prolaps.

Am Magen finden sich sehr typische Symptome: Verlangen nach Süßem; Empfindung, ein Brocken liege in der Cardiagegend; Dyspepsie; Sodbrennen; Säurebeschwerden; Empfindung, als ob der Magen ständig voll Wasser wäre, verschlimmert nach der geringsten Nahrungsaufnahme. Ferner ganz typisch: A n g s t g e f ü h l, welches in der Magengegend sitzt (dies muß nicht etwa verwechselt werden mit dem Symptom, „wo ihm die Angst auf den Magen schlägt", das heißt er bekommt Magenstörungen, wenn er Angst hat). Hier nämlich sitzt das Angstgefühl in der M a g e n g e g e n d, wie es etwa bei anderen in der Herzgegend sitzen kann. Empfindung, das Herz hänge an einem Faden. Ferner Herzklopfen, Brennen in der Herzgegend mit schwachem schnellem Puls und überhaupt oft Unregelmäßigkeiten des Pulses, Rückenweh n a c h d e m E s s e n. Der Kranke ist sehr kitzelig.

Regeln: zu früh und zu stark oder dann spät, blaßrot und schwach.

Psyche: unangenehmer Mensch, reizbar, Neigung zu Furcht und zu Phantasien, frech, belästigt die anderen durch seine schlechte Laune, dabei sehr labil. Er kann nicht allein sein, ist nirgends ruhig und zufrieden, dabei hartköpfig und überempfindlich auf Schmerzen, verträgt insbesondere den Lärm nicht.

Schlimmer: Kälte, Kaffee, um 3 Uhr (ein ganz tiefer Depressionspunkt des Patienten, wo alle Beschwerden verschlimmert werden). Nach Beischlaf. Durch Liegen auf der linken und auf der schmerzhaften Seite.

Besser: warmes Wetter, tags, bei Bewegung.

36. Kalium muriaticum *
Auch dieses Mittel hat sich bewährt bei Lebersymptomen, begleitet von Gasbeschwerden, welche im allgemeinen typisch zu sein scheinen für Leber-

störungen. Das Mittel hat besonders Neigung zu fibrinösen Ausschwitzungen und wurde von Schüssler ausgiebig verordnet bei Neuritis, Hepatitis, Pericarditis usw. Da das Mittel nicht geprüft worden ist, müssen wir auf die klinischen Beobachtungen abstellen, die, abgesehen von denjenigen Schüsslers, zahlreich sind.

Im Magen besteht U n v e r t r ä g l i c h k e i t v o n F e t t e n, welche Dyspepsie zur Folge haben; Aufstoßen oder Erbrechen von weißem, undurchsichtigem Schleim. Die w e i ß e Farbe der Ausschwitzungen sind für den Kalium-mur.-Patienten charakteristisch, Magenschmerzen begleitet von Verstopfung. Heißhunger, der verschwindet, sobald der Patient Flüssigkeiten zu sich nimmt. Stuhlverstopfung, Stühle entfärbt. Durchfall nach fettem Essen. Oft haben die Stühle einen weißlichen Belag (weißer Schleim), wie dies eben für das Mittel typisch ist. Hämorrhoiden oft blutend, das Blut ist dann dunkel und dick, oft geronnen. Neigung zu chronischen Katarrhen der Augen, der Ohren und der Nase, stets mit Absonderung dieses weißen Schleimes. Die Zunge ist, besonders an der Basis, weiß oder grau belegt; meist ist der Belag dick.

Schlimmer: durch Fette, reichliches Essen, Bewegung und durch feuchte Kälte.

37. Kalium picrinicum *

Die Alten gaben ja sehr viel auf die sogenannten „Zeichen", eine Lehre, nach welcher beispielsweise Ähnlichkeit der Farbe zwischen dem Mittel und dem Hauptsymptom der Krankheit eine Indikation zur Verschreibung des Mittels sei. Eines der Hauptsymptome bei vielen Lebererkrankungen ist ja nun die Gelbsucht, und es ist charakteristisch, daß fast alle g e l b e n Salze tatsächlich auch Lebermittel sind. Dies soll ein Hinweis dafür sein, daß derartige Überlieferungen, so absurd sie dem modernen Mediziner auch scheinen mögen, meist auf tieferen und universellen Gesetzen beruhen und keineswegs Hirngespinste sind. So einfach, wie ich oben die Zeichenlehre charakterisiert habe, ist sie natürlich nicht, aber es ist hier nicht der Raum, darauf einzugehen. So ist *Kalium picrinicum* wieder charakterisiert durch die Gelbsucht, welche hier begleitet ist von außerordentlich heftigem Aufstoßen, das infolge seiner Konstanz, Frequenz und Heftigkeit für den Patienten unerträglich wird. Weitere Symptome haben wir bis heute keine für dieses Mittel, da es bisher nicht geprüft wurde.

38. Lycopodium ***

Lycopodium ist ein typisches Lebermittel. Es hat Leberschmerzen, welche gegen den Rücken ausstrahlen und durch Druck verschlimmert werden. Die Leber ist im allgemeinen atrophisch. Auch ein ausgesprochenes Mittel mit Gasbeschwerden. Das Abdomen ist mit dem Gas gefüllt und mächtig gespannt, besonders die unteren Partien (im Gegensatz *Carbo vegetabilis:* mehr der obere Teil). Starke Gärung in den Därmen mit Kollern. Neigung zu Ascites und Ödemen der Beine, verursacht durch chronische Leberaffektionen. Typisch ist die Verstopfung infolge von Inaktivität des Dickdarms und des Rectums. Der Stuhl ist hart, oft schafskotähnlich und engkalibrig. Er wird schwierig und unvollständig entleert. Neigung zu Hämorrhoiden, welche beim Berühren sehr schmerzhaft sind. Für die übrigen Symptome verweise ich auf S. 36 u. Tabellen.

39. Magnesia muriatica ***

Dies ist eines der wichtigsten Lebermittel. Die Leber ist meist vergrößert und schmerzhaft, insbesondere besteht starke Druckempfindlichkeit und Verschlimmerung beim Liegen auf der rechten Seite, gelegentlich allerdings auch bei Linksseitenlage. Mit diesen Lebersymptomen gehen Hand in Hand: eine hartnäckige Verstopfung und eine dick gelb oder weiß belegte Zunge, besonders in den hinteren Zungenpartien. Die Zunge ist auch schmerzhaft, sie brennt, und die Geschmacksempfindung ist vermindert. Die Schmerzen strahlen nach dem Rücken hin aus, auch nach der Wirbelsäule und dem Epigastrium. Letzteres ist vor allem der Fall, wenn man von der Seite her auf die Leber drückt. In den Materiis medicis wird meist behauptet, daß das weibliche Geschlecht für dieses Mittel besonders empfänglich sei. Ich kann aber aus Erfahrung bestätigen, daß auch das männliche Geschlecht durchaus nicht hintenan steht. Das Mittel ist auch angezeigt bei Kindern mit schlechter Leberfunktion, welche die Milch nicht vertragen. Das Abdomen ist meist gebläht mit – oft schmerzhaftem – Darmkollern. Der Appetit ist vermindert. Im Munde schlechter oder bitterer Geschmack. Aufstoßen wie faule Eier. Stuhlverstopfung mit Abgang von nur geringen Mengen Ziegenkotstuhl, welcher nach dem Austreten zerbröckelt. Schmerzhafte Hämorrhoiden. Wie der Stuhl, so geht oft auch der Urin schlecht ab. Der Patient muß die Bauchpresse gebrauchen oder sich längere Zeit entspannen, bis der Urin kommt. Herzklopfen beim Sitzen, besser bei Bewegung. Rheumatische Schmerzen, besonders lumbosacrale Region bevorzugt, ferner Arthritis und Arthrose des rechten Hüftgelenkes. Offenbar handelt es sich hier um Toxine, die aus der gestörten Leber stammen, welche sich in den Hüftgelenken fixieren. Typische Rechtslateralität. Taubheitsgefühl in Händen, Fingern und Armen, schlimmer bei Kälte oder beim Baden. Kopfweh, wie wenn der Schädel zerspringen wollte oder Schmerzen im tiefsten Innern des Kopfes, schlimmer bei Bewegung und in f r i s c h e r L u f t , besser durch Druck und durch warme Umschläge. Kopfschweiß; Facialisneuralgien; Nase verstopft oder fließend, oft mit Verminderung der Geruchsempfindung. Ein t y p i s c h e s Symptom sind k l e i n e B l ä s c h e n auf der Innenseite der Unterlippe.

Die Menses sind schwarz mit Gerinnseln. Während der Regeln Schmerzen im Rücken, welche nach den Oberschenkeln herabstrahlen. Gebärmutterblutungen. Starker Erregungszustand während der Regeln. Weißfluß während des Stuhlganges und nach Anstrengung. Schlaf: schläfrig tagsüber, erregt während der Nacht infolge von Hitzewallungen.

Schlimmer: sofort nach dem Essen, fette Speisen, Milch, Rechtsseitenlage, durch Meerbäder.

Besser: durch Druck, Bewegung, frische Luft (allerdings beim Kopfweh das Gegenteil).

40. Natrium muriaticum **

Bei diesem Mittel handelt es sich wohl um toxisch-allergische Störungen, die zwar von der Leber ausgehen, sich aber im ganzen Körper und vor allem in der Psyche auswirken. Die Lebererkrankung selbst verläuft äußerst larviert, so daß sie selbst nur wenig in Erscheinung tritt.

Psyche: Deprimiert; Neigung zu Melancholie und zu stillem Kummer, der aber durch Trost verschlimmert wird, so daß daraufhin Zornausbrüche auftreten. Daneben ist der Patient reizbar, regt sich wegen Kleinigkeiten auf, und es gefällt ihm nichts, was die anderen ihm vorschlagen, also Widerspruchsgeist. Er wird wütend aus geringfügigen Anlässen. Oft sind seine Launen wechselnd, er lacht und beginnt gleich darauf zu weinen und umgekehrt. Ungeschicklichkeit ist typisch, der Patient läßt Dinge aus der Hand fallen.

Leitsymptome (körperliche): Landkartenzunge, hämmerndes Kopfweh, wie wenn der Kopf zerspringen wollte, besonders tagsüber. Starker Durst und Verlangen nach Salz. Verstopfung. Asthma. Haut: Gesichtshaut fettig, aber um die Nägel herum trocken und aufgesprungen; Nietnägel. Ekzeme an der Nackenhaargrenze und an den Handflächen. Verträgt die Nähe eines Heizkörpers nicht, obwohl er fröstelig ist.

Schlimmer: 10 bis 11 Uhr. Trost und Zuspruch. An der Meeresküste. Sonne, strahlende Wärme (Ofen). Geistige Anstrengung, vor allem Lesen, Schreiben, feine Handarbeiten. Gemütserregungen und Verdruß.

Besser: frische Luft. Baden im Süßwasser, Abwechslung, besonders im Essen, Liegen auf der rechten Seite.

41. Natrium phosphoricum *

Hier handelt es sich mehr um eine Leberinsuffizienz mit Kopfweh im Hinterhaupt (Druck oder klopfend, schlimmer am Morgen, durch Ofenwärme und besser durch Essen). Die Leber selbst macht keine subjektiven Beschwerden, das typische Symptom ist eine besonders an ihrer Basis stark belegte g o l d g e l b e Zunge, wie überhaupt goldgelbe Sekretionen ein Charakteristicum von *Natrium phosphoricum* darstellen. Wir finden diese Sekrete in den Augen und als Weißfluß, der ebenfalls goldgelb oder honiggelb ist, dabei cremeartig und sauer. Die saure Diathese ist diesem Mittel ebenfalls eigen. Es finden sich saures Aufstoßen, saures Erbrechen und saure Stühle. Ein ganz merkwürdiges und typisches Symptom ist: ein Ohr rot und heiß, während das andere normal ist. Hierzu gesellt sich oft Jucken am heißen Ohr (*Graphites, Kalium carbonicum*). Ikterus mit Beißen an den verschiedensten Körperstellen. Das Mittel hat Rheumatismus, besonders befallen sind K n i e , Hand- und Fingergelenke, ferner die Sehnenansätze und die Synovialzotten. Gelenkkrachen. Oxalurie.

42. Phosphorus ***

Für *Phosphorus* sind Lebererkrankungen typisch. Er wirkt ja auf alle parenchymatösen Organe und führt zu degenerativer chronischer Entzündung und schließlich zu völliger Degeneration. Am Anfang kann allerdings eine akute Hepatitis bestehen, begleitet von Gelbsucht, ebenso Pankreatitis. Als Begleitsymptom finden sich oft gelbe Flecken auf dem Abdomen. Im übrigen verweise ich auf S. 35.

43. Sepia ***

Ein außerordentlich wichtiges Mittel bei Lebererkrankungen. Hier ist die Leber schmerzhaft, aber die Schmerzen werden besser durch Liegen auf der rechten Seite. Bei dem Mittel besteht eine typische Disposition zu Pigmenteinlagerungen in die Haut. Es finden sich daher braune Flecken auf dem Abdomen, eine braune sattelförmige Verfärbung über der Nase und den oberen Partien der Wange, eine gelbliche Verfärbung um den Mund herum und häufig eine angeborene konstitutionelle, durch Dysfunktion der Leber bedingte gelbliche Gesichtsfarbe. Der Sepia-Typ ist meist dunkelhaarig. Weißbelegte Zunge, salziger oder putrider Geschmack. Typisch ist, daß die Zunge während der Menses normal wird. Schwellung der Unterlippe, welche aufgesprungen ist, und zwar quer. Schwächegefühl im Magen (goneness), das durch Essen nicht gebessert wird. Neigung zu Übelkeit ist charakteristisch, vor allem am Morgen vor dem Frühstück, so daß der Patient beim Frühstück keinen Appetit hat. Brennen in der Cardia. Verlangen nach stark gewürzten Speisen, Essig, sauren Sachen, zum Beispiel in Essig eingemachte Zwiebelchen und Gurken. Verträgt weder Milch noch Fett. Aufgetriebener Leib mit Kopfweh. Ein ganz typisches Symptom ist die Empfindung, als ob die Abdominalorgane nach abwärts sinken würden. Dies betrifft sowohl den Magen als auch die Niere und ganz besonders die Gebärmutter. Die Patientin hat immer das Gefühl, die Gebärmutter müsse nach unten austreten, und wenn sie sitzt, so kreuzt sie die Beine, um dies zu verhindern. Prolapsus uteri. Stichartige Schmerzen im Mastdarm nach aufwärts und Nässen am Anus. Der Urin ist sehr typisch; dunkel, trübe und mit einem Satz, der fest am Nachttopf klebt. Der Patient ist sehr kälteempfindlich; er ist besonders fröstelig, wenn er zu Bette geht, und kann dann seine Beine nicht erwärmen. Die Regeln sind meistens schwach, zu spät, unregelmäßig, oder wenn sie zu früh sind, so sind sie zu stark. Stiche in der Scheide ähnlich wie im Mastdarm, ebenfalls nach aufwärts schießend. Schmerzen in der Scheide beim Geschlechtsverkehr. Frigidität. Am Herzen findet sich: heftiges Herzklopfen, Pulsationen, die sich in die Arterien fortpflanzen. Schwäche in der Lumbosacralgegend. Kälte zwischen den Schulterblättern *(Ammonium muriaticum; Capsicum)*; Unruhe in den Beinen mit Zucken. Eiskalte Beine und Füße.

Es bestehen auch Hitzewallungen, die vom kleinen Becken nach oben zum Kopf gehen, was sehr typisch ist. Darum findet *Sepia* auch häufig Anwendung beim Klimakterium. Starke Neigung zu Schweißausbruch bei der geringsten Bewegung oder bei Gefühlserregung, meist übelriechend. Die Achselhöhlen sind besonders bevorzugt. Ausschläge von circinärer Form, vorzugsweise in den Gelenkbeugen lokalisiert. Chloasma. Fußschweiß, besonders zwischen den Zehen mit sehr üblem Geruch. Die Sekretionen von *Sepia* sind meist grünlich, dickflüssig, oft mit Krümchen und Klümpchen drin. Solche Sekretionen finden sich aus der Nase bei chronischem Schnupfen, auch aus der Scheide.

Psyche: Typisch ist für den Sepia-Patienten die Indifferenz, sowohl gegen Familienmitglieder als auch gegen die Arbeit. Wenn ein Kranker, der sonst mit großem Eifer seiner Arbeit nachging, an einer Sepia-Störung erkrankt, dann wird ihm seine Arbeit zuwider und er schließt sich von seinen Familienmitgliedern ab. Trotzdem möchte er aber nicht allein sein, weil dies seine Beschwerden verschlimmert. Er sucht also Gesellschaft auf, aber eigentlich gegen seinen Willen. In der Gesellschaft ist er langweilig, weil er keinen rechten Kontakt mit den Mitmenschen hat. Oft reizbar und sehr leicht beleidigt. Neigung zu Depressionen. Der Sepia-Kranke fängt an zu weinen, wenn er dem Arzt seine Symptome erzählt. Angstgefühe sind ebenfalls vorhanden, besonders gegen Abend.

Schlimmer: Morgens früh und abends (Hastigkeit), durch Waschen, durch Feuchtigkeit (Aufenthalt in Waschräumen), Linkslateralität, Kälte, vor einem Gewitter und nach starkem Schwitzen, Fette, Milch, Ruhe.

Besser: durch heftige körperliche Bewegung, durch Beschäftigung und Ablenkung, Bettwärme, heiße Umschläge, aber ebenso auch kalte Bäder, durch Schlaf und Druck.

c) Mittel bei katalysatorischen Störungen

44. Selenium *

Dieses Mittel wirkt auch selektiv auf die Leber, welche schmerzhaft und vergrößert ist. Die Lebererkrankung hat chronischen Charakter. Oft findet sich ein feines Erythem in der Lebergegend, das begleitet ist von Verstopfung, wie häufig bei Leberaffektionen (Stase im Rectum).

Magen: Verlangen nach starken alkoholischen Getränken, bitterer Geschmack; Singultus; Aufstoßen nach Rauchen; Klopfen und Pulsieren in den Gefäßen des ganzen Körpers nach dem Essen. Der Selenium-Patient leidet meist an Haarausfall und hat oft stechende Kopfschmerzen, welche sich verschlimmern beim Gehen in der Sonne, durch starke Gerüche und Teegenuß. Die Haare schmerzen beim Berühren. Neigung zu Heiserkeit und Aphonie, besonders bei Überanstrengung der Stimme (langes Sprechen, Singen usw.). Der Auswurf ist stärkeähnlich. Es bestehen zahlreiche Symptome der Genitalsphäre, zum Beispiel: Samenabgang beim Stuhlgang oder auch ohne jeden Grund, ferner Reizbarkeit nach dem Coitus, welcher schwächt, schwache Potenz mit erotischen Phantasien und Träumen. Oft findet sich eine verstärkte Libido mit mangelnder Potenz. Sexuelle Neurasthenie. Kurz vor oder während des Geschlechtsaktes relaxiert sich der Penis. Die Haut weist ebenfalls zahlreiche Symptome auf: Akne, Ekzem der Hände mit starkem Jucken im Bereich der Fingergelenke. Ausschläge sowie Jucken zwischen den Fingern und Zehen. Der Haarausfall betrifft vor allem die Augenbrauen und die Schamhaare. Comedonen bei ölig glänzender Gesichtshaut. Rheumatische Schmerzen in der Lumbosacralgegend.

Schlaflosigkeit infolge von Klopfen und Schlagen in den Blutgefäßen, besonders im Abdomen. Die Schlaflosigkeit ist besonders ausgesprochen vor Mitternacht; der Patient kann also lange nicht einschlafen, er erwacht früh und meist zur selben Stunde. Diese Stunde ist aber individuell verschieden.

Psyche: sehr ermüdbar bei geistiger Arbeit, deprimiert, traurig, verzweifelt, dabei Neigung zu erotischen Phantasien. Es handelt sich oft um ältere Leute, deren Kräfte im Abnehmen begriffen sind.

Schlimmer: durch h e i ß e s   W e t t e r , aber auch durch Luftzug, nach Schlaf, nach Geschlechtsverkehr, durch Tee.

45. Manganum aceticum *

Der Manganum-aceticum-Patient hat ebenfalls chronische Leberentzündung mit Lebervergrößerung, dazu Gasbeschwerden mit viel Windabgang. Die Zunge ist schmerzhaft und wird durch auch nur leicht gewürzte oder zu heiße Speisen sofort in einen Reizzustand versetzt, der bis zur Geschwürsbildung gehen kann. Auch Warzenbildung an der Zunge wird beobachtet. Ferner besteht Gelbsucht, fettige Leberdegeneration, Cellulitis des Bindegewebes. Ferner treten Knochenschmerzen auf, hervorgerufen durch periostale Entzündung mit Verschlimmerung nachts. Chronische Heiserkeit mit Trockenheit im Larynx und Husten, der schlimmer wird abends, sich aber beim Niederlegen ins Bett bessert oder verschwindet (Gegenteil *Phosphorus, Aralia racemosa* usw.). Die Trachea ist verschleimt, der Schleim ist schwierig hochzubringen. Hitzewallungen in die Brust mit Neigung zu Bronchitis, verursacht durch die geringste Abkühlung. Zahlreiche arthritische Symptome. Ein besonderes Merkmal des Manganum-ac.-Patienten ist die Erhöhung der Reflexbarkeit. Das Mittel hat Beziehungen zur Tuberkulose und zum Carcinom.

Die Symptome von seiten der weiblichen Genitalorgane sind ziemlich hervortretend. Es bestehen alle möglichen Abweichungen vom Normalen, besonders aber Amenorrhoe, oder die Menses sind zu früh und zu schwach, bei gleichzeitiger Anämie. Im Klimakterium Hitzewallungen ins Gesicht, so daß das Mittel häufig bei klimakterischen Beschwerden angezeigt ist.

Außerordentliche Druckempfindlichkeit des ganzen Körpers, besonders der Knochen. Es bestehen auch Gehbeschwerden mit Tendenz, vorwärts zu fallen. Von seiten der Haut zeigt sich Ekzema, das schlimmer wird bei Amenorrhoe, während der Menses oder nach Einsetzen des Klimakteriums. Ferner Furunkel mit Eiterbildung, welche meistens in der Nähe eines Gelenkes lokalisiert sind. Das Hautjucken wird gebessert durch Kratzen. Psoriasis.

Anämie, Paraplegien, Paralysis agitans. Die Schmerzrichtung ist auch ziemlich typisch, indem dieselben meist von oben nach unten verlaufen.

Psyche: Diese Symptome sind nicht zahlreich, es besteht vor allem eine Tendenz zu Furcht und Angstgefühlen.

Schlimmer: Nässe, kaltes Wetter, Wetterwechsel.

Besser: beim Liegen im Bett (sowohl die psychischen Symptome als auch der Husten).

d) Sykotische Mittel

46. Medorrhinum *

Medorrhinum hat dumpfen Schmerz in der Leber und in der Milz, welcher zu äußerst heftigen Attacken exacerbieren kann. Es handelt sich dann aber meist nicht um Gallenkoliken, sondern um Schmerzen, die hervorgerufen werden durch chronische Entzündung der Leber mit Beteiligung des Plexus solaris und subsidiär des Magens.

Zur Verordnung von *Medorrhinum* müssen immer die generellen Symptome der Sykose in Betracht gezogen werden, welche ich in meinem Buch über den Rheumatismus[3]) unter Sykose eingehend beschrieben habe. Neben diesen generellen Symptomen finden sich noch folgende: sehr starker Durst mit Heißhunger, welcher sich verschlimmert nach dem Essen. Ferner ein metallischer, kupferähnlicher Geschmack im Munde und ein nach Schwefelwasserstoff riechendes Gasaufstoßen. Starkes Verlangen nach Salz, Süßem, warmen Getränken und nach Likör. Hartnäckiges Schwangerschaftserbrechen. Die Zunge ist braun belegt, und zwar ist der Belag dick. Es bestehen ferner Bläschen auf der Zunge und an der Innenfläche der Lippen und Wangen.

---

3) VOEGELI, A.: Die rheumatischen Erkrankungen – ihre rationelle Behandlung und Heilung. 3. Aufl., Karl F. Haug Verlag, Heidelberg 1979.

Typisch ist die Kälte der Nasenspitze, die blasse Haut, die schlechte Gesichtsfarbe und die Neigung zu Akne. Verstopfung mit Erleichterung der Defäkation, wenn der Patient sich stark nach hinten lehnt. Afterbeißen und Nässen. Von seiten des Thorax finden wir Kurzatmigkeit und Atemnot bis zum Asthma. In den Extremitäten zahlreiche rheumatische Beschwerden. Die Haut ist gelb, was von intensivem Beißen begleitet ist, und zwar wird dies schlimmer nachts und beim Denken daran. Neigung zur Tumorbildung aller Art. Tendenz, Knie-Ellenbogen-Lage einzunehmen, weil dies viele Beschwerden erleichtert und dem Patienten auch am angenehmsten ist. Weibliche Genitalsymptome: Regeln übelriechend, dunkel, verstärkt und mit Gerinnseln. Das Regelblut haftet sehr stark an der Wäsche und kann nur mit Mühe ausgewaschen werden. Während der Regeln häufiger Urindrang. Sterilität. Intensive Kolikschmerzen während der Menstruation. Die Brüste sind kalt, empfindlich und schmerzhaft, aber vor allem w ä h r e n d der Regeln, nicht vorher (vorher *Lac caninum, Conium, Calcarea carbonica*). Das Haar ist trocken und bricht leicht. Kopfjucken mit starker Schuppenbildung. Druckkopfweh, schlimmer durch Erschütterung und nach Erschöpfung infolge harter Arbeit.

Psyche: weinerliche Stimmung, fängt beim Erzählen der Symptome oder auch rührseliger Geschichten leicht an zu weinen. Verliert aus übertriebener Emotivität häufig den Faden in der Unterhaltung. Verzweifelt an seiner Genesung; nervös, ruhelos. Angst vor der Dunkelheit mit dem Gefühl, es ginge jemand hinter oder neben ihm. Depression. Ständig in Eile, weil er das Gefühl hat, für alles nicht genügend Zeit zu haben. Dazu schwaches Gedächtnis.

Schlimmer: von Tagesanbruch bis zum Einbruch der Nacht, Sommerhitze, im Inland und beim Denken an die Beschwerden.

Besser: In Knie-Ellenbogen-Lage, durch Liegen auf dem Magen, durch feuchtes Wetter (besser: *Causticum, Hepar sulfuris*). Aufenthalt an der Meeresküste.

47. Natrium sulfuricum ***

Dieses Mittel ist wie *Magnesium muriaticum* eines der wichtigsten Lebermittel und hat wie fast alle: Hepatitis, Ikterus und Erbrechen von Galle.

Die Leberschmerzen sind stechend, scharf mit Unverträglichkeit enganliegender Kleidung und Verlangen, dieselbe zu öffnen. Verschlimmerung der Leberbeschwerden beim Liegen auf der linken Seite (wie *Ptelea*). Die Gasbeschwerden sind sehr ausgesprochen und vor allem lokalisiert auf das Colon ascendens, dazu meist begleitet von Verstopfung. Es besteht auch Durchfall mit wäßrigen Stühlen, wobei der Durchfall in der Regel n a c h Nahrungsaufnahme auftritt. Nahrungsaufnahme bewirkt also Stuhl (die sogenannte prandiale Diarrhoe), ein typisches Lebersymptom.

Gelbliche Hautfarbe oder Ikterus, brauner Zungenbelag von bitterem Geschmack mit Verlangen nach kalten Getränken. Magenacidität mit Sodbrennen und Gasauftreibung des Magens. Es bestehen auch zahlreiche rheumatische Symptome. An der Haut, abgesehen von der subikterischen oder ikterischen Verfärbung, finden sich: Warzenbildung, ferner Jucken, schlimmer beim Umkleiden. Typisch sind die ins Grünliche spielenden Sekretionen und Exkretionen. Kopfweh: wie Auseinanderbersten oder Stiche. Das Mittel ist berühmt bei Kopfweh nach Traumata (wie *Arnica*).

Psyche: Musik bringt den Kranken in Rührung oder deprimiert ihn. Neigung zur Depression und zu Selbstmord. Wortkarg, wünscht nicht, daß man mit ihm spricht.

Natrium sulfuricum ist wie die meisten sykotischen Mittel stark hygroskopisch. Der Patient nimmt an Körpergewicht zu, ja, es können Ödeme auftreten bei f e u c h t e m Wetter oder beim Aufenthalt an G e w ä s s e r n. Ferner verträgt er den Übergang von trockenem zu nassem Wetter schlecht.

Schlimmer: durch feuchtes Wetter, an See- und Flußufern und am Meer, Wetterwechsel von trockenem zu feuchtem Wetter, Musik (Depression oder Sentimentalität). Liegen auf der linken Seite, Ruhe, Genuß von Fischen und anderen Wassertieren.

Besser: trockenes Wetter, warme Gegenden, Druck, abgesehen von den Leber-Beschwerden, in welcher Gegend der Druck nicht vertragen wird. Ständiges Wechseln der Lage, besonders im Bette.

e) Die Mittel der syphilitischen Diathese

Die Syphilis ist eine Erkrankung, die sowohl beim Befallenen selbst wie auch bei den Nachkommen als hereditäre Spätwirkung eine ganz besondere Affinität zur Leber hat und dort chronische Entzündung, bindegewebige Degeneration sowie Gefäßveränderungen hervorruft. Das Hauptmittel bei syphilitischer Diathese ist:

48. Mercurius vivus ***

Es hat eine vergrößerte Leber, welche druckempfindlich ist und meistens eine deutliche Resistenzvermehrung palpieren läßt. Dazu Subikterus oder Ikterus. Die Gallensekretion ist in der Regel vermindert, das heißt die Leber ist funktionell insuffizient. Es finden sich auch Darmsymptome, vor allem kolikartiges Darmkollern, Schmerzen in der rechten Leistengegend und im rechten Hypogastrium, ferner Stuhlstörungen: der Stuhl ist grünlich, blutig und schleimig mit Durchfall, schlimmer nachts. Die Entleerung ist meist begleitet von F r ö s t e l n , schneidendem Schmerz und Tenesmus. Entsprechend der Verminderung der Gallensekretion ist der Stuhl entfärbt, weißgrau. Das Epigastrium ist ebenfalls druckempfindlich, wobei sich diese Beschwerden beim Liegen auf der rechten Seite verschlimmern. Starker Durst nach kalten Getränken mit Verdauungsschwäche und fauligem Aufstoßen. Dazu ein kontinuierlicher Hunger. Zusammenschnürungsgefühl in der Magengegend.

Im Mund finden wir einen süßlich-metallischen Geschmack mit starker Erhöhung der Speichelsekretion, der oft blutig und dickflüssig ist. Der Speichel hat einen üblen Geruch. Zungenlähmung mit Behinderung des Sprechens. Die Zunge hat Zahneindrücke. Das Zahnfleisch ist geschwollen, schwammig, aufgequollen, oder es besteht Zahnfleischschwund mit Blutungen. Das Zahnfleisch ist auch schmerzhaft beim Berühren und vor allem beim Kauen. Zahncaries. Die Zähne wackeln und sind empfindlich; der Patient hat oft das Gefühl, als ob sie zu lang wären. Längsfurche in der Zunge. Die Zunge selbst ist schwer, feucht belegt, der Belag ist gelblich, pappig. Zungenbrennen.

Weitere Symptome: Schwindel beim Liegen auf dem Rücken. Spannungsgefühl in der Kopfhaut, wie wenn sie zusammengeschnürt wäre. Haarausfall. Neigung zu Exostosen, welche empfindlich sind. Öliger Kopfschweiß. Die Ausscheidungen sind überall brennend und ätzend, meist dünnflüssig Es kommt zum Augentränen oder zu Ausfluß aus der Nase, wenn sich der Patient einem offenen Feuer aussetzt. Ptose der Augenlider mit Blepharitis. Niesen bei Sonnenbestrahlung. Disposition zur Schwellung der knöchernen Nase sowie Caries derselben. Nasenbluten, wobei das Blut sofort gerinnt und wie ein Eiszapfen zur Nase heraushängt. Der Merkur-Schnupfen ist begleitet von heftigem Niesen; es besteht wässerige und stark reizende Sekretion, verschlimmert oder verursacht durch feuchtes Wetter. Neigung zu Anginen, welche oft sehr akut verlaufen, ferner zu Retrotonsillärabsceß. Für den Mann ist charakteristisch Kälte der Genitalorgane, Praeputialkatarrhe und nächtliche Samenergüsse, die oft blutig gefärbt sind. Bei der Frau sind die Menses sehr stark und begleitet von Bauchschmerzen. Scheidenfluß ist, wie die anderen Sekrete, reizend, oft blutig und leicht grünlich gefärbt. Brennen an den Genitalien ist sowohl beim Manne wie bei der Frau vorhanden; diese Beschwerden bessern sich durch Waschen mit kaltem Wasser und kalte Umschläge. Die Brüste schmerzen und schwellen an w ä h r e n d der Regeln.

Der Mercurius-Patient hat auch zahlreiche rheumatische Symptome. Die Haut ist feucht mit Neigung zum Schwitzen, wobei der Schweiß einen üblen Geruch verbreitet und während der Nacht verstärkt ist. Der Schweiß verbessert aber das Allgemeinbefinden des Patienten nicht, im Gegensatz zu den meisten anderen Mitteln. Bildung von Hautulcera. Hautjucken, schlimmer bei Wärme und besonders durch Bettwärme. Schwellung der Lymphdrüsen.

Psyche: Der Patient ist argwöhnisch und mißtrauisch. Seine Willenskraft liegt darnieder. Er neigt zu Lebensüberdruß. Das Gedächtnis ist herabgesetzt. Seine geistigen Funktionen sind verlangsamt, was sich vor allem beim Antworten zeigt. Angst, den Verstand zu verlieren.

Neben dem metallischen *Quecksilber* kommen auch noch die verschiedenen *Quecksilbersalze* in Frage.

Der Unterschied zwischen den verschiedenen Quecksilberderivaten in bezug auf ihren therapeutischen Effekt scheint nicht außerordentlich groß zu sein, ihre Affinitäten allerdings können sehr variieren.

49. Mercurius sulfuricus *

Dieses Mittel hat eine ganz typische Affinität zur Leber, aber ohne Leberschmerzen oder deutliche subjektive oder objektive Symptome von seiten dieses Organes. Es hat vor allem Durchfall mit heftigen Entleerungen, wobei der Patient das Gefühl von Hitze im Rectum und im After hat. Der Stuhl ist meist goldgelb gefärbt. Enorm ausgiebige Entleerungen, auch reine Wasserstühle. Im Gegenteil zum Stuhl ist dann der Urin sehr spärlich und brennt beim Wasserlassen. Die Zungenspitze ist schmerzhaft. Es besteht Disposition zu Ödemen, und zwar besonders in den Beinen. Auch Pleuraexsudate sind häufig mit hochgradiger Dyspnoe verbunden, so daß der Patient im Bette sitzende Stellung einnehmen muß, um atmen zu können. Die Respiration ist rasch, kurz, und es besteht oft ein brennendes Gefühl in der ganzen Thoraxgegend. Dazu Herzschwäche mit Schmerzen in der Herzgegend. Die Durchfälle sind oft morgens früh verschlimmert *(Sulfur)*. Das Niesen bei Bestrahlung durch die Sonne ist ebenfalls sehr ausgesprochen; *Mercurius sulfuricus* kommt bei allen Lebererkrankungen in Frage, wenn die obigen Symptome eindeutig vorhanden sind.

50. Kalium bichromicum ***

Dieses Mittel gehört sowohl zur psorischen wie auch zur syphilitischen Gruppe. Es wurde bereits auf S. 34 besprochen.

51. Aurum metallicum **

Dieses Mittel hat ebenfalls eine typische Leberaffinität mit Hitzegefühl und Schmerzen im rechten Hypochondrium, dabei, wie es typisch für die Syphilis ist, Lebervergrößerung und Verhärtung, ferner bestehen Erkrankungen des Gefäßapparates.

Appetit und Durst sind verstärkt, es besteht Gasauftreibung und Druckgefühl im Epigastrium, Aufstoßen mit Hitzegefühl und Brennen im Magen. Incarcerierte Winde. Der Stuhl ist meist verstopft. Die Stühle sind hart und knotig.

Weitere Symptome: heftige Kopfschmerzen, schlimmer nachts, dabei rotes Gesicht. Meist plethorischer Habitus, welcher überhaupt für *Aurum* charakteristisch ist. Starke Photophobie. Die Ausflüsse sind ätzend und stinkend. Besonders häufig sind Ohr und Nase erkrankt. Im ersteren besteht oft chronische

Otitis, Caries der Gehörknöchelchen oder Schwerhörigkeit. In der Nase Ozaena mit Septumulcerationen.

Im Herzen tritt oft eine Empfindung auf, wie wenn es für einige Sekunden stillstehen würde, worauf dann eine verstärkte und beschleunigte Herzaktion folgt mit raschem, schwachem und unregelmäßigem Puls. Nächtliche Dyspnoe. Neigung zu tiefem Atmen. Knochenschmerzen und Exostosen. Typisch ist die Stase in den unteren Extremitäten, wie wenn alles Blut sich in den Beinen ansammeln würde. Die Beine sind teigig geschwollen oder ödematös; sie fühlen sich meist kalt an. Schlaflosigkeit mit schrecklichen Träumen.

Psyche: ausgesprochene Melancholie mit Neigung zu Selbstmord, dabei aber Angst vor dem Tod. Heftig, starrköpfig, verträgt nicht den geringsten Widerspruch. Abneigung gegen Verkehr mit den Menschen. Immer in Eile, kann sich gar nicht genug beeilen bei der Arbeit. Überempfindlichkeit gegen Geräusche, auch gegen Gefühlserregungen. Wortkarg, außer wenn er in Wut gerät.

Es besteht meist ein hoher Blutdruck.

Schlimmer: Typisch ist die Nachtverschlimmerung (fast alle Beschwerden sind davon betroffen), kaltes Wetter, Zugluft, im Winter, aber auch warmes Zimmer.

f) Die Lebermittel beim Tuberkulinismus

Der Tuberkulinismus ist, wie wir es bereits an anderer Stelle gesagt haben, eine Diathese, bestehend in einer Umstimmung der Vitalreaktionen infolge langdauernder Einwirkung von Tuberkelgiften. Die dadurch herbeigeführte Umstimmung dauert an, auch wenn die Tuberkuline aus dem Organismus verschwunden sind. Es bildet sich auf diese Art eine Diathese heraus, die auf die Nachkommen vererbt werden kann, so daß dieselben unter den Erscheinungen dieser tuberkulinischen Diathese zu leiden haben, ohne daß sie jemals eine eigentliche Tuberkulose durchgemacht hätten. Eines der am meisten in Mitleidenschaft gezogenen Organe ist nun gerade die Leber, deren Zellen Ausflockungserscheinungen aufweisen mit der Folge von funktionellen Insuffizienzerscheinungen und chronisch entzündlicher Prozesse. Sehr häufig bilden sich später auch Allergien heraus, welche man geradezu als typisch für die tuberkulinische Leberfunktionsstörung bezeichnen kann.

Die tuberkulöse Genese findet sich daher bei den Leberkrankheiten sehr häufig und ist wohl in bezug auf Wichtigkeit mit der Psora gleichzustellen. Der homöopathische Arzt soll daher bei Lebererkrankungen stets die Möglichkeit eines Tuberkulinismus im Auge behalten und nach den hierfür charakteristischen Zeichen suchen, wie dies im folgenden unter den Mitteln angegeben ist.

52. Tuberkulinum Kochii **

In der Lebergegend finden sich stechende und spannende Schmerzen, oft von Magenkrämpfen und Darmspasmen begleitet. Hierzu gesellt sich auch noch die Neigung zu Durchfall mit explosiven Entleerungen eines dunkelbraunen, übelriechenden Stuhles, der sich meist am frühen Morgen beim Erwachen einstellt. Vergrößerte Mesenterial- und Inguinaldrüsen sind an der Tagesordnung.

Auf den Tuberkulinismus wird man sehr häufig aufmerksam gemacht durch die Beobachtung am Kranken, daß andere — homöopathisch gut gewählte — Mittel nur für kurze Zeit Besserung herbeiführen oder überhaupt versagen. Ist dies der Fall, so muß man stets an Tuberkulinismus denken. Am typischsten hierfür sind die p s y c h i s c h e n S y m p t o m e : labiler Charakter mit stark erotischer Betonung und ständigem Wechsel seines Liebesobjektes (Don-Juan-Natur), dabei Potenzschwäche. Die Labilität zeigt sich auch in der ausgesprochenen Neigung, ständig Ort, Beruf und Umgebung zu wechseln, zu reisen, neue Dinge anzufangen, ohne sie fertig zu machen oder, wenn er letzteres tut, so geschieht dies nur unter Aufbietung aller Kräfte und aller zu Gebote stehenden Disziplin. Angst vor Tieren ist ebenfalls ein hervorstechendes Symptom. Hierzu gesellt sich die Tendenz zu seelisch depressiven Zuständen, ferner nervöse Reizbarkeit und Abneigung gegen die gewohnte Arbeit. Das Schlimmste für den Tuberkuliniker ist, im regelmäßigen Tramp einen Tag nach dem andern das gewohnte Pensum abzutun. Empfindlichkeit auf Musik, welche ihn in Rührung bringt; Ungehaltenheit, wenn er gestört wird.

Weitere Leitsymptome: Es besteht eine typische Gegensätzlichkeit der Symptome, zum Beispiel Magenbeschwerden bei strenger Diät, die nach einem reichlichen Bankett plötzlich verschwinden, aber wieder auftreten, wenn er m e h r e r e T a g e h i n t e r e i n a n d e r an gesellschaftlichen Anlässen teilnehmen und dabei eine schwere Kost zu sich nehmen muß. Chronisches Kopfweh, das tief im Innern des Hirns sitzt und gelegentlich von Neuralgien begleitet ist. Gefühl eines eisernen Bandes, das den Kopf zusammenschnürt. Als Nahrungsbedürfnisse sind charakteristisch: Verlangen nach kalter Milch, geräuchertem Fleisch, Salami usw., hingegen eher Abneigung gegen Bratfleisch. Dazu ständiges Hungergefühl mit Schwächeempfindung im Magen (goneness).

Es besteht eine ausgesprochene Disposition zu Erkältungen aller Art, besonders der oberen Respirationsorgane, also Schnupfen, Retronasalkatarrh, Sinusitiden und Mittelohrentzündungen, aber nicht zu Halsentzündung (Gegenteil: *Syphilinum*). Hingegen besteht Neigung zu Bronchitis, zu lymphatischen Schwellungen aller Art sowie zu Tonsillenvergrößerung, die aber nicht mit Anfälligkeit zu Anginen einhergehen.

Die Regeln sind zu stark und zu früh, von langer Dauer, in schwereren Fällen treten aber auch Amenorrhoe und Dysmenorrhoe auf, wobei sich die Schmerzen bei Beginn des Ausflusses steigern. Chronisch-konstitutionelles Ekzem mit starkem Jucken, ebenso Akne bei Kindern und Adoleszenten. Der

Schlaf ist meist gestört. Typisch ist das frühe Erwachen, ferner lebhafte und schreckliche Träume. Oft länger dauernde subfebrile Temperaturen oder remittierendes Fieber, ohne daß man hierfür eine Ursache finden könnte. Zahlreiche rheumatische Symptome (Rücken, Hüftgelenke, Polyarthritis chronica). Es bestehen oft auch Erschöpfungszustände; der Patient ist ständig müde, fühlt sich nicht wohl mit Verschlimmerung am Morgen. Auch Neigung zu Ohnmachten.

Schlimmer: durch geringste körperliche Anstrengung, morgens, abends beim Zubettgehen, bei Bettruhe, nach dem Mittagessen (Hitzewellen, Schläfrigkeit), Musik, Wetterwechsel, vor einem Gewitter, beim Stehen, feucht-warmes Wetter, Luftzug, nach Schlaf, warmes Zimmer.

Besser: Ruhe, frische Luft, Wechsel in der Beschäftigung und Reisen.

Die anderen *Tuberkuline* finden bei Lebererkrankungen weniger häufig Anwendung, sind aber, wenn ihre typischen Symptome vorhanden sind, doch ernstlich in Betracht zu ziehen. Ich verweise in bezug auf ihre Darstellung auf das Kapitel Tuberkulinismus in meinem Buche über den Rheumatismus.

Therapeutisches Vorgehen in chronischen Fällen

Es ist heute in der Homöopathie üblich, besonders unter dem Einfluß der kritisch-wissenschaftlichen Richtung, in chronischen Fällen einfach das Simile (oft unter Auslassung der wichtigsten Leitsymptome) zu eruieren und das Mittel in tiefer Potenz zu geben. Man muß sich aber nicht wundern, wenn man in schwereren Fällen mit diesem, vom HAHNEMANNschen Vorgehen beträchtlich abweichenden Verfahren keine bedeutenden Erfolge erzielen kann, denn so einfach ist die Sache nicht.

Zunächst sind einmal die Symptome aufzunehmen, wobei, wie ich es in meinen Kursen stets lehre, denselben folgende Rangordnung zukommt:

1. besonders merkwürdige, abnormale funktionelle Erscheinungen, Empfindungen oder psychische Reaktionen, hauptsächlich dann, wenn nur wenige Mittel dieses Symptom in ihrem Mittelbild aufweisen.
2. Die typischen Leitsymptome eines jeden Mittels.
3. Psychische Symptome.
4. Empfindungen.
5. Funktionelle Symptome.
6. Die Modalitäten (wenn ich diese hier an letzter Stelle nenne, so deswegen, weil sie fast in allen Repertorien am Schluß des Buches erscheinen. Ihre Wichtigkeit ist sehr ungleich, oft von ganz ausschlaggebender, mitunter auch von weniger großer Bedeutung. Sie gehören also nicht an die 6. Stelle, sondern in den Rang des Symptomes, welches die betreffende Modalität eindeutig aufweist.

Hat man die Symptome aufgenommen, werden sie nach ihrer Wertigkeit aufgeschrieben und repertorisiert, wobei man aber höchstens 10 bis 12 Symptome berücksichtigt, während der Rest zunächst vernachlässigt wird. Aus der Repertorisierung ergeben sich dann eine Reihe von Mitteln, teils Polychreste, teils psorische Mittel, vielleicht auch solche aus dem Bereich der Sykose, der Syphilis und des Tuberkulinismus, welche man dann in absteigender Reihenfolge ihrer Homöopathizität aufschreibt.

Zu Beginn der Behandlung wird man guttun, zunächst das am meisten homöopathische Polychrest zu verordnen (pflanzliche Mittel). Ist die Wirkung gut, so gibt man es in steigender Potenz weiter, wie dies in meinem Artikel über die Dosierung[4]) des näheren erklärt wird, bis man mit diesem Mittel keinen Fortschritt mehr erzielt, worauf man eine Ruhepause von etwa 10 Tagen folgen läßt. Alsdann gibt man das folgende Mittel, das eventuell nochmals aus der Reihe der Polychreste gewählt werden kann. Meist ist es aber

---

[4]) „Zeitschrift für klassische Homöopathie" 1961, Heft 3, Seite 109: Die korrekte homöopathische Behandlung in der täglichen Praxis.

zweckmäßiger, nun ein Mittel aus der antipsorischen Reihe oder ein *Tuberkulin* zu verordnen, wenn hinreichende Anhaltspunkte bestehen für eine Psora oder einen Tuberkulinismus. Dies ist bei chronischen Krankheiten sozusagen immer der Fall, indem ohne das Vorliegen einer solchen Diathese chronische Krankheiten ja überhaupt nicht möglich sind. Aus welcher Gruppe man das Mittel auswählt, hängt davon ab, ob die psorischen oder die tuberkulinischen Symptome im Vordergrund stehen oder nicht. Sind mehrere antipsorische Mittel bei der Repertorisation ermittelt worden, oder drängen sich solche im Verlauf der Weiterbehandlung auf, so gibt man eines nach dem andern, eventuell unter Zwischenschaltung eines entsprechenden Polychrestes, das ebenfalls durch die Symptome angezeigt ist. Man muß aber allen konstitutionellen Mitteln eine lange Wirkungsdauer lassen, mindestens 2 bis 3, oftmals auch 5 bis 6 Monate, sonst ist ihre Wirkung nicht von Dauer. Zum Schluß gibt man noch die antisykotischen oder die syphilitischen Mittel, falls solche in Betracht kommen. Das Obige gilt bei normalem Verlauf einer Kur.

Naturgemäß geht es nicht immer so glatt. So kann beispielsweise der Fall eintreten, daß schon das erste oder eventuell das zweite Mittel trotz hinreichender Homöopathizität nicht befriedigend wirkt oder daß seine Wirkung sofort wieder hinfällig wird, sobald man das Mittel aussetzt. Das würde anzeigen, daß eine Diathese im Vordergrund steht, deren Krankheitserscheinungen zwar das pflanzliche Polychrest für kürzere Zeit mildern, ja mitunter beseitigen kann, aber nicht auf lange Sicht, weil infolge der chronischen Diathese eine so ausgesprochene Disposition zur Krankheit vorhanden ist, daß dieselbe immer wieder neu auftritt. Dieser typischen Erscheinung liegt fast immer eine Psora oder ein Tuberkulinismus zugrunde. Man wird also dann keine weiteren Versuche mit Polychresten machen, sondern sofort das entsprechende chronische Mittel geben, wobei folgende Variationen berücksichtigt werden müssen:

a) Mangelnde Reaktion auf ein gutgewähltes, homöopathisches Mittel

Reagiert der Patient überhaupt oder gar nicht auf das homöopathisch gewählte Mittel, dann liegt eine mangelnde Reaktionsbereitschaft vor. Die hierfür in Betracht kommenden Mittel findet man im „Kent" unter der Rubrik „Lack of reaction" im Kapitel unter „Generalities" [6th edition, p. 1397][5]). Die wichtigsten davon sind *Sulfur* und *Psorinum.*

Sulfur kommt in Frage bei Patienten, welche vielleicht jetzt fröstelig sind, aber in ihrer Jugend einmal warmblütig gewesen waren, so daß sie immer zu heiß hatten, sich leicht anzogen und nachts besonders im Bette mit den Füßen einen frischen Platz suchen mußten. Gleichzeitig besteht Verlangen nach süßen Speisen, Neigung zu Ekzemen, Unordentlichkeit, schlechte Körperhaltung und Verschlimmerung im warmen Zimmer mit Verlangen nach Besserung durch frische Luft.

---

[5] Kent's Repertorium, Bd. I., S. 437 („Reaktionsmangel" im Kapitel „Allgemeines"). 4. Aufl., Karl F. Haug Verlag, Heidelberg 1981.

Psorinum hingegen eignet sich bei außerordentlich frostigen Menschen, die an torpiden Hautausschlägen, chronischem Kopfweh, chronischen Durchfällen und Untertemperaturen leiden mit Verlangen, sich stets s e h r w a r m anzuziehen, sogar im Sommer. Hinzu kommt Verschlimmerung beim Wagenfahren und besonders durch Höhenunterschiede, das heißt bei Wechsel des Aufenthalts von der Höhe nach der Tiefe. Sobald der Patient im Tiefland ankommt, werden seine Beschwerden stärker oder es kommt zu Schwindel, Schwäche, Ohnmachtsanfällen, Übelkeit und Erbrechen.

Ist hingegen festgestellt worden, daß beim Patienten in der Jugend Ausschläge nicht recht zum Ausbruch gekommen, also etwa bei Anlaß von Masern, Scharlach usw., oder daß Ausschläge oder habituelle Schweiße durch äußerliche Medikamente oder kalte Bäder unterdrückt worden waren, und daß der Patient seit diesem Zeitpunkte an einer Verminderung seiner Gesundheit gelitten hat, dann kommen in erster Linie in Betracht:

1. Zincum

Schlaflosigkeit, ständige Unruhe in den Beinen, die der Kranke stets bewegen muß mit Verstärkung dieses Symptoms am Abend beim Zubettgehen, Neigung zu Varicen, Schlimmer: während der Regeln, durch Berührung, nach dem Essen und durch W e i n. B e s s e r : durch Essen, Durchfälle und Schweiße, Auftreten von Hauteruptionen.

2. Cuprum

Neigung zu Spasmen und Krämpfen, besonders Wadenkrämpfe, aber auch funktionelle Angina pectoris, Magen- und Darmkrämpfe; Blaufärbung des Gesichtes oder der Extremitäten, metallischer Geschmack im Munde, gurgelndes Geräusch beim Trinken, wenn die Flüssigkeit durch den Oesophagus hinunterläuft. Übelkeit, mit Verschlimmerung vor den Regeln, aber Besserung während eines Schweißausbruches und durch Trinken von kaltem Wasser.

3. Sulfur

Sind hingegen Ausschläge durch k ü n s t l i c h e Maßnahmen unterdrückt worden, also beispielsweise Ekzeme durch Salben, Scharlach durch Penicillin, Masern durch kalte Bäder usw., dann ist *Sulfur* das Mittel der Wahl, welches ungeachtet der übrigen Symptome in 30. oder 200. C-Potenz gegeben werden muß. Hierauf ist fortzufahren wie auf Seite 100 beschrieben.

b) Die anfängliche befriedigende Wirkung des Polychrestes hält nicht an

Dies ist ein fast typisches Zeichen für das Vorliegen eines Tuberkulinismus[6]). Man wird also in diesem Falle ein *Tuberkulin* folgen lassen, und zwar dasjenige, das am meisten homöopathisch ist. Hierauf kann man wieder das frühere in seiner Wirkung durch den Tuberkulinismus beeinträchtigte Polychrest folgen lassen, um alsdann auf die psorische Gruppe überzugehen.

---

[6] siehe Kapitel „Tuberkulinismus" in VOEGELI, A.: Die rheumatischen Erkrankungen – ihre rationelle Behandlung und Heilung. 3. Aufl., Karl F. Haug Verlag, Heidelberg 1979.

Es ist ein F e h l e r , mit konstitutionellen Mitteln zu beginnen, da man die Kuren mit diesen Mitteln sehr häufig deswegen nicht regelrecht durchführen kann, weil der Patient am Anfang durch intercurrente Erkrankungen oder durch Beschwerden immer wieder zwischenhinein Hilfe verlangt, so daß dann die Kur der Diathese mit anderen Mitteln unterbrochen werden muß, was unter allen Umständen nachteilig ist. Man wird also darnach trachten, den Fall zunächst durch Polychreste einigermaßen zu mildern und zu beruhigen, so daß dann die konstitutionellen Mittel während längerer Dauer ohne Störung gegeben werden können.

Es ist besonders davor zu warnen, *Tuberkulin* als erstes Mittel zu geben, indem dieses ganz erhebliche Reaktionen, sogar Fieber und dergleichen hervorrufen kann. Ist *Tuberkulinum* deutlich angezeigt als erstes Mittel, so ist zu empfehlen, eine Vorkur mit einem Kanalisator zu machen, als welche sich vor allem *Bryonia, Pulsatilla, Ferrum phosphoricum, Nux vomica, Solidago, Berberis* und *Apis* bewährt haben. Man wird das für den Fall am meisten homöopathische Kanalisierungsmittel wählen, das man zunächst in tieferer oder mittlerer Potenz, während etwa 14 Tagen bis 3 Wochen verabreicht. Hierauf gibt man dann das *Tuberkulin* in Hochpotenz.

Diese Ausführungen sollen dem Leser zeigen, daß man nicht gedankenlos nach dem Similegesetz vorgehen kann, sondern daß man sich alles genau überlegen muß, um je nachdem einem Simile aus der polychrestischen Gruppe, einem solchen aus der psorischen, der tuberkulinischen, sykotischen, syphilitischen oder noch einer anderen Gruppe (Nosoden) den Vorzug zu geben. Um eine solche Therapie durchzuführen, braucht es naturgemäß Erfahrung und Fingerspitzengefühl. Aber nur unter diesen Bedingungen wird man das Maximum an Wirkung erzielen können.

Leider steht es gerade in diesem Punkte selbst bei den homöopathischen Ärzten häufig nicht gut. Die Richtungen, welche aus unzutreffenden theoretischen Erwägungen heraus und weil sie sich nicht von der Schulmedizin emanzipieren können, die Tiefpotenzen bevorzugen, lehnen ja vielfach die HAHNEMANNsche Theorie der Psora usw. von vornherein ab oder messen ihr nur eine ganz untergeordnete Bedeutung bei. Dies kommt zum Teil von der Anwendung der Tiefpotenzen her, indem in niedriger Potenz die chronischen Mittel meist nicht energisch wirken. Der Tiefpotenzler schließt dann irrtümlicherweise, daß die HAHNEMANNsche Theorie nicht richtig sei, statt den Fehler bei seinen viel zu niederen Potenzen zu suchen, welche eben aus den zum größten Teil u n - arzneilichen Primärsubstanzen die homöopathische Energie nicht in hinreichendem Maße zu entwickeln vermögen. Auf diese Weise sind auch die Mittel aus den verschiedenen Gruppen durcheinander geraten, so daß Homöopathen aus jenen Schulen oft wahl- und quallos Polychreste, antipsorische Mittel, *Tuberkuline*, antisyphilitische oder auch sykotische Mittel durcheinander anwenden. Dies darf aber — und das sollte nie unbeachtet bleiben — unter keinen Umständen geschehen.

So soll der Homöopath zum Beispiel in akuten Fällen k e i n e chronischen Mittel anwenden, es sei denn, daß trotz sorgfältigem Suchen sich tatsächlich für den betreffenden Fall kein pflanzliches Mittel finden ließe, während eines aus der chronischen Gruppe Mineralien, Metalle, Nosoden ausgezeichnet paßt. Wenn einmal dieser Fall eintritt, was nicht häufig vorkommt, dann muß sofort eine chronische Kur mit demselben Mittel angeschlossen werden, um die dann stets bestehende Diathese vollständig zu beseitigen. Tut man dies nämlich nicht und verordnet man wieder ein anderes Mittel, bevor das erste hinreichend lang gewirkt hat, so bleibt die chronische Diathese ungeheilt und läßt sich nachher kaum mehr ausrotten, weil der Patient durch die unbedachte Verabreichung seines chronischen Mittels mit ungenügender Wirkungsdauer gegen dasselbe teilweise immunisiert wird, so daß es nachher, wenn der Arzt endlich der chronischen Diathese auf die Spur gekommen ist, nur noch eine geringe oder überhaupt keine Wirkung mehr hervorbringt. Dies ist einer der häufigsten Fehler und überhaupt einer der Hauptgründe dafür, daß Kranke, welche aus Gegenden stammen, wo die «Homöopathie» sehr verbreitet ist, meist außerordentlich schwer oder überhaupt nicht zu heilen sind. Sie haben meist im Laufe der Jahre Mittel aus allen möglichen Kategorien erhalten, stets ohne hinreichende Wirkungsdauer, in unrichtiger Reihenfolge, durcheinandergewürfelt und in zu niedriger Potenz, so daß sie später auf die zu ihnen passenden konstitutionellen Mittel nicht mehr gut ansprechen. Der Schaden, der durch eine unzulängliche Homöopathie gesetzt wird, ist zwar nicht so direkt sichtbar wie derjenige der allopathischen «Kuren», aber in bezug auf die Heilungs-Prognose ist er fast noch größer. Dies soll jeder Arzt, besonders aber der homöopathische, dem es am Herzen liegt, seinen Patienten wirklich zu nützen, stets beherzigen, indem er sich dazu erzieht, immer sorgfältig zu beobachten, alles gut zu erwägen und niemals um eines momentanen scheinbaren Erfolges willen die Zukunft des Patienten zu belasten, kurz, nach dem Sprichwort zu handeln: Quidquid agis, prudenter agas et respice finem.

Hepatitis acuta

Mittel	Klinisches	Leitsymptome
Aconit	Hepatitis acuta, brennende, schießende, stechende oder drückende Schmerzen in der Lebergegend, Empfindlichkeit auf Druck.	**Plötzlichkeit** des Auftretens, Fieber schlimmer abends mit Gesichtsblässe; verursacht durch Erkältung.
Arsenicum album	Leber und Milz vergrößert und schmerzhaft, **brennende** Schmerzen.	Intensiver **Durst** auf **kaltes** Wasser, verträgt weder Anblick noch Geruch der Speisen. Durchfall nach dem Essen oder Trinken mit intensiv stinkenden Stühlen und Prostration nach Stuhlentleerung. Abmagerung; Ödeme; vollkommene Erschöpfung nach geringster Anstrengung. Magerer, erschöpfter, bleicher Patient, von aristokratischem Typus.
Belladonna	Extreme Druckempfindlichkeit der Leber, begleitet von Stichen auf der li. Seite des Bauches. Abdomen aufgetrieben, insbesondere das Colon transversum, das gebläht und wulstig vorstehend ist. Sehr akute Leberentzündung.	**Plötzlichkeit** des Auftretens. Auslösende Ursachen: Erschütterung, Erkältung, Sonnenbestrahlung. Plethorischer Habitus mit rotem Gesicht und Blutandrang zum Kopfe. Lymphdrüsenschwellungen.
Bryonia	Lebergegend geschwollen, schmerzhaft, gespannt. **Stechende** od. brennende Schmerzen, schlimmer bei der geringsten Bewegung und beim Atmen. Verstopfung; aber auch **Sommer**diarrhoe nach Genuß von Früchten.	Intensiver Durst nach großen Mengen Flüssigkeit auf einmal, **stechende** Schmerzen.

Psyche	Schlimmer	Besser
Unruhe, Reizbarkeit, Ängstlichkeit.	Zimmerwärme, Bewegung.	Ruhe, frische Luft, leichte Bedeckung, leichte Kleidung.
Psychische **Unruhe**, ängstlich, depressiv, indifferent, reizbar u. leicht beleidigt, **peinlich** genau in allen Verrichtungen, insbesondere in bezug auf **Kleidung**.	Von **1 bis 2** Uhr, Kälte, kalte Getränke oder Speisen, Liegen auf der kranken Seite oder mit tief gelagertem Kopf.	Wärme, ausgenommen Kopfweh, welches durch Kälte gebessert wird.
Psychische Funktionen erhöht; bes. erhöhte Sensibilität und Impressionabilität; sieht Geister, schreckliche Gesichter, schwarze Tiere, fürchtet sich vor eingebildeten Dingen. Unruhe, Neigung aus der gewohnten Umgebung zu **entfliehen**. Dies alles kann sich bis zum Delirium steigern.	Erschütterung, Bewegung, Luftzug, am späten Nachmittag, nachts, Sonne.	Ruhe, Aufrechtstehen oder Sitzen; im warmen Zimmer.
Unzufriedener, eiliger, reizbarer Mensch. Fleischesser.	Jede Bewegung, Atmen, Berührung, Wärme.	Liegen auf der **kranken** Seite, starker Druck, Ruhe, Kühle, kühle Speisen und Getränke.

Mittel	Klinisches	Leitsymptome
Carduus marianus	Schmerzen in der Lebergegend und vor allem im li. Leberlappen, begleitet von Verstopfung. Feuchte Haut, Gelbsucht, Gallenkoliken.	Bitterer Geschmack, gefurchte Zunge, Übelkeit und Erbrechen von Galle. Stiche in der Magengrube, bes. auf der li. Seite.
Chamomilla	Kolikartige Schmerzen in der Lebergegend. Akute Duodenitis. Akute Gelbsucht nach **Ärger** oder **Verdruß**.	Grünliche, ätzende Durchfälle mit Gefühl von Hitze beim Passieren des Stuhles, Konvulsionen bei Kindern.
Chelidonium	Schmerzen in der Lebergegend. Vergrößerte und druckempfindliche Leber; Gallensteine.	Schmerzen am re. unteren **Schulterblattwinkel**, nach dem Rücken ausstrahlende Leberschmerzen. Gelbsucht oder subikterische Färbung vor allem des Zungenbelages, des Gaumens und der Skleren. Verstopfung (Schafskot).
China	Leber u. Milz geschwollen und schmerzhaft, Ikterus vor allem der Skleren, aber auch der Haut, besonders der Handteller.	Extreme Hautsensibilität auf Berührung, besser durch **intensiven gleichmäßigen** Druck. Gasbeschwerden **ohne** Besserung durch Aufstoßen od. Windabgang, Schlaflosigkeit infolge Gedankenzudranges.

Psyche	Schlimmer	Besser
Vergeßlich, indolent, indifferent.		
Heftiger Charakter, reizbar, ständig in Unruhe, Überempfindlichkeit auf Schmerz, ungeduldig.	Hitze, vor Mitternacht, frische Luft, Luftzug, während des Zahnens.	Beim Wagenfahren, durch Wiegen oder Herumtragen, nüchtern, feuchtes Wetter.
	Bewegung, Wetterwechsel, frühmorgens; Rechtslateralität.	Nach dem Mittagessen, durch gleichmäßigen Druck.
Apathisch, wortkarg, Ideenzudrang, rücksichtslos.	**Berührung, Zugluft, Verlust von Körpersäften,** jeden 2. Tag, durch Gefühlserregungen.	Starker, gleichmäßiger Druck, Zusammenkauern, Wärme, aber auch frische Luft.

Wo nichts angegeben ist, hat dies zu bedeuten, daß für das betreffende Mittel keine dieser Rubriken zugehörigen Symptome bekannt sind.

Mittel	Klinisches	Leitsymptome
Crotalus horridus	Septischer Zustand von der Leber ausgehend. Akute und subakute schwere Hepatitis mit bedeutender sept. Veränderung des Blutbildes, **gelbes Fieber, Sumpffieber,** chron. intermittierende Fieber, Malaria, begleitet von hämorrhag. Diathese, haemolytischer Ikterus, Gelbsucht.	Schwindel mit Schwäche und Tremor. Gelbe Skleren, höchstgradiger Ikterus, Photophobie, bes. gegen künstl. Licht. Dumpfes Kopfweh. Epistaxis mit dunklem Blut. Lippen geschwollen und parästhetisch; Zunge feuerrot; trockene Kehle, Galleerbrechen, Unverträglichkeit des Kleiderdrucks. Aufgetriebener Bauch mit Druckempfindlichkeit. Blutungen aus Darm und Scheide. Dunkler, blutiger Urin. Herzaktion schwach oder Herzklopfen. Parästhesien in den unteren Extremitäten, rötlicher Schweiß, Purpura haemorrhagica. Anthrax.
Hepar sulfuris	Stechende Leberschmerzen, bes. beim Gehen, Husten, Atmen oder Berühren. Leberabsceß, Abdomen aufgetrieben.	Extreme Empfindlichkeit gegen kalte Luft. Extreme Frostigkeit. Empfindlichkeit auf Berührung. Stuhl entfärbt. Hustenneigung.
Lachesis	Höchste Druckempfindlichkeit der Lebergegend. Kann den Kleiderdruck nicht einmal ertragen. Aufgetriebener Bauch. Gelbsucht, vor allem gelbe Skleren.	Besonders Kehlkopf empfindlich auf Berührung, muß den Halskragen offen haben. Linkslateralität. Schmerzen gehen von li. nach re.

Psyche	Schlimmer	Besser
Traurige Stimmung mit Neigung zum Weinen; Sensorium getrübt; verminderte Sinnesempfindungen wie in einem Nebel. Gedächtnisschwäche, Gefühl, als ob die geistigen Funktionen im Begriffe seien zu schwinden. Auffahren im Schlaf, Gähnen; träumt vom bevorstehenden Tode.	Rechtslateralität, im **Frühling**, wenn die **feuchtwarme** Jahreszeit beginnt. Morgens beim Erwachen und abends. **Jährliche** Periodizität, feuchtes Wetter, Erschütterung.	Trockenes Wetter, Sommer, Herbst und Winter, Lösen der Kleider.
Ärgerlich, gerät außer sich bei der geringsten Unstimmigkeit. Hypochondrisch, unbegründete Angst. Querulant.	Frische Luft, beim Abdecken, kalte Speisen und Getränke, Liegen auf der kranken Seite, Berührung. Trockene, kalte Luft. Trockenheit im allgemeinen.	Wärme, Regenwetter u. Feuchtigkeit.
Schwatzhaftigkeit, fanatisch; religiöse Wahnideen, Erregung.	Nach Schlaf, am frühen Morgen, Kleiderdruck, feuchtwarmes Wetter, saure Speisen, Alkohol, Sonne, Frühling und Herbst.	Kühles trockenes Wetter, Ausflüsse u. Stuhlentleerung, Schweiße.

Mittel	Klinisches	Leitsymptome
Lycopodium	Atrophische Form der Hepatitis, Schmerzen von der Leber zum Rücken ausstrahlend, schlimmer auf Druck, von re. nach li. im Abdomen verlaufend.	Rechtslateralität, außerordentliche Gasbeschwerden, roter Sand im Urin, empfindlich auf Kleiderdruck und auf kalte Getränke. Verlangen, heiß zu essen und zu trinken, Verlangen nach Süßem, nach mäßiger Wärme.
Nux vomica	Leber plethorisch, gespannt, was begleitet ist von Stichen und Empfindlichkeit. Gasbeschwerden, Retroperistaltik. Verstopfung mit vergeblichem Drang.	Überarbeiteter, geschäftiger Genußmensch. Überempfindlich auf alles (Geräusche, Schmerzen, äußere Sinneseindrücke), Erkältlichkeit, Aufstoßen, Übelkeit.
Podophyllum	Aufgetriebener Bauch mit Hitze u. gleichzeitig ein Gefühl von Leere im Magen (goneness). Lebergegend schmerzhaft. Gasaufblähung, bes. im Colon ascendens.	Durchfall mit außerordentlich **voluminösen, stinkenden** Stühlen. Empfindung von Herabsinken des Magens, des Darmes, des Rectums und der Gebärmutter. Rechtsseitige Eierstockschmerzen. **Rechtslateralität.**
Ptelea	Druck- und Schmerzgefühl in der Lebergegend, besser durch Liegen auf der re. Seite. Die Leber ist schmerzhaft und geschwollen. Völle und Empfindung, wie wenn ein Stein im Magen liegen würde. Brennende Magenschmerzen.	Mundtrockenheit oder übermäßige Salivation. Bitterer Mundgeschmack. Die Zunge ist dick weiß oder gelblich belegt mit rauher Empfindung. Papillen rot u. prominent.

Psyche	Schlimmer	Besser
Verlangen nach Alleinsein, möchte aber doch jemanden in der Nähe haben, der ihn aber nicht stört. Reizbar, melancholisch, Mangel an Selbstvertrauen, Angstgefühle beim Alleinsein, empfindlich auf Geräusche, leicht verstimmt.	Zwischen 16 u. 20 Uhr. Hitze oder sehr warmes Zimmer, Kleiderdruck.	Durch Bewegung, warme Speisen und Getränke.
Reizbar, Querulant, eifrig, heftig, **ungeduldig**, hypochondrisch. Erwacht zwischen 4 und 5 Uhr, kann dann schwer wieder einschlafen, Müdigkeit nach dem Erwachen	Geistige Arbeit, Verdruß, nach dem Essen, bes. durch reichliche Mahlzeiten (Bankette), Geräusche, Wein, Kaffee, trockenes kaltes Wetter.	Ruhe, Ferien, beim Liegen, feuchtes Wetter.
Schwatzhaftigkeit oder Herabsetzung der geistigen Fähigkeiten; glaubt, sterben zu müssen. Lebensüberdruß.	Jeden Morgen, heißes Wetter, während des Zahnens.	
	Linksseitenlage, früher Morgen, Käse.	Durch Essen von sauren Speisen.

Chronische Hepatitis

Mittel	Klinisches	Leitsymptome
Calcarea carbonica	Lebergegend schmerzhaft, bes. beim Zusammenkauern, Gallenkoliken, Säurebeschwerden.	Vergrößerung der Lymphdrüsen in allen Körperregionen. Dicker untersetzter Typ mit Ellbogenwinkel unter 180°. Saures Aufstoßen mit Magenbrennen. Durchfall mit sauren Stühlen. Kopfschweiße, bes. nachts, oft sauer. Abneigung gegen Milch und Fett. Frostigkeit.
Crotalus horridus	Septischer Zustand von der Leber ausgehend, schwere Hepatitis, oft mit bedeutender sept. Veränderung des Blutbildes, gelbes Fieber, Sumpffieber, chron. intermittierende Fieber, Malaria, begleitet von hämorrhag. Diathese, chron. Ikterus.	Schwindel mit Schwäche und Tremor, gelbe Skleren, Ikterus, Photophobie, bes. gegen künstl. Licht, dumpfes Kopfweh, Epistaxis mit dunklem Blut. Lippen geschwollen und parästhetisch, Zunge feuerrot, trockene Kehle, Galleerbrechen, Unverträglichkeit d. Kleiderdrucks. Aufgetriebener Bauch mit Druckempfindlichkeit. Blutungen aus Darm u. Scheide. Dunkler, blutiger Urin. Herzaktion schwach oder Herzklopfen. Parästhesien in den unteren Extremitäten, rötlicher Schweiß, Purpura haemorrhagica. Anthrax.
Graphites	Hepatopathien der verschiedensten Art.	Dick und frostig mit verdickter, schuppender Haut und Neigung zu nässenden Ekzemen, speziell hinter den Ohren, in den Gelenkbeugen und in den Hautfalten. Empfindung, wie wenn auf dem Gesicht ein Spinngewebe aufgeklebt wäre. Abnei-

Fortsetzung Seite 118

Psyche	Schlimmer	Besser
Üble Vorahnungen mit Verschlimmerung gegen Abend, Angst vor Vermögensverlust u. vor Infektionskrankheiten. Langsam im Denken, aber hartnäckig. Wie ein Fels im Meer. Abneigung gegen Arbeit.	Kälte, feuchte Kälte. Kaltes Wasser, Baden, kalt Abwaschen. Morgens früh, während Vollmond. Milch.	Trockenes Wetter, Liegen auf der kranken Seite.
Traurige Stimmung mit Neigung zum Weinen; Sensorium getrübt; verminderte Sinnesempfindungen. Wie in einem Nebel; Gedächtnisschwäche; Gefühl, als ob die geistigen Funktionen im Begriff seien zu schwinden. Auffahren im Schlafe; Gähnen; träumt vom bevorstehenden Tode.	Rechtslateralität, im Frühling, wenn die feuchtwarme Jahreszeit beginnt. Morgens beim Erwachen und abends. **Jährliche** Periodizität, feuchtes Wetter, Erschütterung.	Trockenes Wetter, Sommer, Herbst u. Winter, Lösen der Kleider.
Schüchtern, aber auch arrogant, bes. Schulkinder. Leicht auffahrend, unentschlossen, ängstliche Vorahnungen, Unruhe in den Gliedern beim Sitzen. Musik rührt ihn zum Weinen.	Wärme, geschlossenes warmes Zimmer, nachts, während und nach den Regeln, Kleiderdruck.	In der **Dunkelheit**, warme Umschläge, nach dem Essen.

Mittel	Klinisches	Leitsymptome
		gung gegen Fleisch, Süßes und Fisch sowie gegen heiße Getränke. Übelkeit und Erbrechen nach dem Essen. Aufstoßen schwierig. Druck in der Magengegend, muß Kleider öffnen, Gasauftreibung. Incarcerierte Winde, Abdomen fühlt sich hart u. gespannt an. Verstopfung mit harten, großkalibrigen, schleimbedeckten, wie gezöpfelten Stühlen. Auch lienterische Durchfälle. Schwache, bleiche Regeln von **Verstopfung** begleitet. Dünnflüssiger, reizender Weißfluß. Verdickte, harte Zehennägel.
Hepar sulfuris	Stechende Leberschmerzen, bes. beim Gehen, Husten, Atmen oder Berühren. Leberabsceß, Abdomen aufgetrieben.	Extreme Empfindlichkeit gegen kalte Luft. Extreme Frostigkeit. Empfindlichkeit auf Berührung. Stuhl entfärbt. Hustenneigung.
Kalium carbonicum	Stiche in der Lebergegend, schlimmer beim Einatmen, mäßige Gelbsucht.	Frostig, kitzlig, Verlangen nach Süßem, Angstempfindung in der **Magengegend** mit Gefühl, als ob der Magen voll Wasser wäre. Sehr großkalibrige Stühle mit Verstopfung. Rückenschmerzen nach dem Essen. Regeln zu früh und zu stark oder zu spät und zu schwach, kurzatmig, Rheumatismus.

Psyche	Schlimmer	Besser

Ärgerlich, Querulant, gerät außer sich bei geringster Unstimmigkeit. Hypochondrisch; unbegründete Angst.	Frische Luft, beim Abdecken, kalte Speisen und Getränke, Liegen auf der kranken Seite, Berührung, trockene, kalte Luft. Trockenheit im allgemeinen.	Wärme, in Regenwetter und Feuchtigkeit.
Reizbar, voll Angstgefühle, Abneigung gegen Alleinsein, stets unruhig und mißvergnügt, hartnäckig u. überempfindlich auf Schmerz, Geräusche und Berührung.	Kaltes Wetter, nach Beischlaf, 3 Uhr, Liegen auf der linken und auf der schmerzhaften Seite, tiefes Einatmen.	Warmes Wetter, tagsüber, bei Bewegung, außer beim tiefen Atmen, welches verschlimmert.

Mittel	Klinisches	Leitsymptome
Lachesis	Höchste Druckempfindlichkeit der Lebergegend. Kann den Kleiderdruck nicht vertragen. Aufgetriebener Bauch. Gelbsucht, vor allem gelbe Skleren.	Kehlkopf empfindlich auf Berührung, muß den Halskragen offen tragen. Linkslateralität. Schmerzen gehen von li. nach re.
Magnesium muriaticum	Drückende Schmerzen in der Lebergegend wie ein Gewicht, schlimmer durch Liegen auf der **re.** Seite. Leber vergrößert, aufgetriebenes Abdomen.	Gelblich belegte Zunge, hartnäckige Verstopfung mit großkalibrigem, knotigem Stuhl, der am Anus zerbröckelt. Kleine Bläschen an der **Hinterseite** der **Unterlippe,** Kopfschmerzen, besser durch Druck, schlimmer in der frischen Luft, Kopfschweiße.
Mercurius vivus	Leber vergrößert, empfindlich auf Berührung, verhärtet. Gelbsucht, **mangelnde** Gallensekretion.	Neigung zu Anginen, Mundtrockenheit oder Salivation; übelriechender Speichel und übler Mundgeruch, Zunge pappig mit Zahneindrücken, Neigung zu Durchfällen und Tenesmen, mit Abgang von wenig Stuhl, was nicht bessert. Stuhl entfärbt oder bei Durchfällen grünlich, blutig, schleimig. Brennende, ätzende Leukorrhoe. Eiterungen aus Ohren u. Mandeln. Furunkel und Abscesse in allen möglichen Organen. Neigung zu Geschwürsbildung auf Zunge, Wangen, im Hals mit profusem Speichelfluß. Zittern der Extremitäten, bes. der Hände.

Psyche	Schlimmer	Besser
Unruhe, **Schwatzhaftigkeit, fanatisch**, religiöse Wahnideen.	Nach Schlaf, am frühen Morgen, Kleiderdruck, feuchtwarmes Wetter, saure Speisen, Alkohol, Sonne, Frühling und Herbst, vor den Regeln.	Kühles Wetter, alle Ausflüsse, Stuhlentleerung u. Schweiße, Regelfluß.
	Nach dem Essen, durch Milch, durch Liegen auf der re. Seite, **Meerbäder**.	Gleichmäßiger Druck, Bewegung, frische Luft (außer Kopfweh).
Mißtrauisch, Mangel an Willenskraft, unsicher, Gedächtnisschwäche, langsame Denktätigkeit, bes. langsam beim Beantworten von Fragen. Fürchtet, den Verstand zu verlieren.	**Nachts,** feuchtes Wetter, im Herbst, Wetterwechsel, bes. nach warmen Tagen mit nachfolgenden kalten, feuchten Nächten. Rechtsseitenlage. Durch u. nach Schwitzen, warmes Zimmer, Bettwärme.	

Mittel	Klinisches	Leitsymptome
Natrium muriaticum	Keine typischen Leberbeschwerden. L e b e r - a n a m n e s e.	Landkartenzunge, starker Durst, Verlangen nach Salz, Verstopfung, Kopfweh tagsüber, Hämmern oder wie wenn der Kopf zerspringen wollte, Nietnägel, Haut um den Nagel herum trocken u. aufgesprungen, Ekzeme an der **Haarnackengrenze** und an den **Handflächen**.
Natrium sulfuricum	Leber druckempfindlich, scharfe stechende Schmerzen in der Lebergegend, verträgt Kleiderdruck nicht, chronischer Duodenalkatarrh.	Verstopfung, mit Gasaufblähung des Colon ascendens u. Spannungsschmerz, Gasauftreibung des Abdomens, Asthma, (Verschlimmerung durch feuchtes Wetter). Postprandiale Durchfälle, Ausflüsse grünlich, dick, od. krustenbildend, festhaftend.
Nitricum acidum	Leberschmerzen mit Gelbsucht.	Verlangen nach Fettem u. Salz. Durchfälle, Entzündungen überall dort, wo die Schleimhaut sich mit der Haut vereinigt (Lippen, Nasenlöcher, After). Schmerzen wie von Splittern. Dunkler Urin mit Geruch wie Pferdeharn; saubere Zunge mit Furche im Zentrum. Neigung zu hellroten Blutungen und stinkendem Fußschweiß. Blumenkohlartige Warzen auf der Haut.

Psyche	Schlimmer	Besser
Deprimiert, Neigung zu stillem Kummer, reizbar. Wird wütend wegen Kleinigkeiten; ungeschickt, läßt Dinge fallen. Widerspruchsgeist; Lachen wechselt mit Weinen.	10 bis 11 Uhr. Durch Trost oder Zuspruch; an der Meeresküste, Sonne, strahlende Wärme (Heizkörper), geistige Anstrengung, Lesen, Schreiben, Gemütserregungen.	Frische Luft, Kaltes Baden in Süßwasser, Abwechslung, bes. im Essen, Liegen auf der re. Seite.
Melancholie, Musik macht den Patienten traurig, Lebensüberdruß mit Suicidgedanken; will nicht sprechen noch angesprochen werden.	Feuchtigkeit in jeder Form, selbst durch Genuß von Wassertieren. Ruhe, Liegen.	Trockenes Wetter, gleichmäßiger Druck, ständiger Wechsel der Lage, frische Luft.
Reizbar, nachträgerisch, rachsüchtig, hartköpfig. Empfindlich auf Geräusche, Berührung, Erschütterung, Angst zu sterben.	Abends und nachts, heißes Wetter, aber auch kaltes Klima.	Beim Wagenfahren.

Mittel	Klinisches	Leitsymptome
Phosphorus	Hyperämie der Leber, sie ist vergrößert und geschwollen. Neigung zu fettiger Degeneration, Ikterus, Pankreatitis.	Scharfe, schneidende Schmerzen, Gefühl von Schwäche u. Leere (goneness) in Kopf, Brust und Magen. Schlanker, großgewachsener Patient, blond oder rötlich; äußerst sensibel, aber verbindlich, graziös. Brennende Schmerzen, kleinkalibrige Stühle, starker Durst nach Kaltem, Neigung zu Heiserkeit und Aphonie, Schwäche und Prostration.
Psorinum	Sehr chronische Form von Hepatitis ohne für das Mittel typische Beschwerden.	Ständiger Hunger, muß sogar mitten in der Nacht essen. Neigung zu Halsweh und Tonsillitis. Neigung zu torpiden Ekzemen mit übelriechender Sekretion. Hartnäckige Verstopfung mit schleimigem, stinkendem Stuhl, stinkender Scheidenausfluß mit Rückenschmerzen und Schwäche. Hautjucken. Sehr fröstelig.
Sepia	Hepatopathien aller Art, meist mit Subikterus oder erhöhten Bilirubinwerten. Leberschmerz auf Druck, ausstrahlend nach dem Rücken und besser beim Liegen auf der re. Seite.	Kopfschmerzen an Ruhetagen und während der Regeln. Schleimhautkatarrhe, bes. in Nase, Uterus und Rectum mit **grünlichem** Ausfluß. Weiße Zunge, besser während der Regeln. Salziger oder putrider Geschmack, **Zahneindrücke** an der Zunge. Gefühl des Hinseins im Magen, sinkende Empfindung an der Gebärmutter, Neigung zu Pro-

Fortsetzung Seite 126

Psyche	Schlimmer	Besser
Überempfindlichkeit auf äußere Eindrücke (Licht, Geräusche, Gerüche, Berührung), Langsamkeit im Denken, leicht beleidigt, Neigung zu Somnambulismus und Hellsichtigkeit, strohfeuerhaftes Aufflackern von Sympathiegefühlen, welche rasch ins Gegenteil umschlagen.	Berührung, körperliche u. geistige Anstrengung, **warme** Getränke u. Speisen, Wetterwechsel, Liegen auf der linken Seite, **während eines Gewitters,** Dämmerung.	In völliger Dunkelheit, Rechtsseitenlage, kalte Getränke und Speisen, frische Luft, Abwaschen mit kaltem Wasser; kurzer Schlaf erfrischt ungemein.
Verzweifelt an seiner Genesung, hoffnungslos, melancholisch, Neigung zu Suicid.	Kaffee, Wetterwechsel, Sonne, Kälte, **geringste** Zugluft.	Wärme, warme Kleider, welche selbst im Sommer getragen werden.
Psychische Indifferenz, bes. gegen Familienmitglieder. Abneigung gegen Arbeit. Abneigung gegen Alleinsein. Melancholisch. Ängstlich am Abend. **Weint beim Aufzählen seiner Symptome.**	Frühmorgens u. abends, Feuchtigkeit, in der Waschküche, nach Schwitzen, kalte Luft, Gewitter.	**Während Beschäftigung u. in Gesellschaft, starke körperliche Anstrengung,** nach Schlaf, Bettwärme, kaltes Bad, angezogene oder gekreuzte Beine, warme Umschläge.

Mittel	Klinisches	Leitsymptome
		laps. Übelkeit, bes. vor dem Morgenessen. Verlangen nach Saurem, Gewürzen, Pickles. Aufgetriebener Bauch mit Kopfweh; braune Flecken auf der Bauchhaut und den Handrücken. Verstopfung, Darmprolaps, stechende, nach **oben** ausstrahlende Schmerzen im Rectum. Rotes Sediment im Urin, **fest am Nachttopf haftend.** Fröstelig. Lumbalschmerzen. Girlandenförmige Ekzeme in den Gelenkbeugen. Ständiges Schwitzen mit oft üblem Geruch.
Sulfur	Druck und Schmerzhaftigkeit in der Lebergegend. Das ganze Bauchinnere wird vom Patienten wie überempfindlich und schmerzhaft empfunden.	Hat immer zu heiß und muß sich deshalb leicht anziehen, eine Tendenz, welche zwischen 35 und 50 Jahren aber oft ins Gegenteil umschlägt. Zu heiße Füße im Bett, **muß einen frischen Platz suchen.** Verlangen nach **Zucker.** Entzündung, Brennen und Schwellungen an den Stellen, wo die Schleimhaut in die Körperhaut übergeht. Wulstige Lippen. Empfindung, als ob das Herz zu groß sei und in seinen Bewegungen durch den Brustkorb gehindert würde. Heißhunger oder Appetitlosigkeit. Säurebeschwerden aller Art. Schwäche mit Hungergefühl um 11 Uhr. Trinkt viel **beim Essen,** ohne eigentlich Durst zu haben.

Psyche	Schlimmer	Besser
Unordentlich, der Philosoph in Lumpen, religiöse Melancholie, Abneigung gegen Arbeit, faul.	Beim **Stehen**, durch **Bettwärme**, Waschen, Baden, **11 Uhr, warmes Zimmer.**	Trockenes, warmes Wetter, Liegen auf der re. Seite; Liegen überhaupt.

Die Lebercirrhose

Bei der Lebercirrhose besteht naturgemäß zunächst auch ein funktionelles Geschehen, welches die degenerative Entartung und bindegewebige Umwandlung des Leberparenchyms herbeiführt. Solange man es nur mit diesem funktionellen Geschehen zu tun hätte, müßte der Krankheitsprozeß wahrscheinlich heilbar sein. Leider ist in dieser ersten Phase die Diagnose einer Cirrhose nicht möglich.

Praktisch kommen wir daher sozusagen nie in die Lage, eine Lebercirrhose zu behandeln, bei der funktionelle Erscheinungen überwiegen, indem die Kranken meist erst ganz am Schluß, nachdem sie die Ratschläge zahlreicher Ärzte umsonst befolgt haben, mit einer ausgebildeten Lebercirrhose, das heißt also mit einem Endzustand, zu uns kommen, der charakterisiert ist durch eine weitgehende Zerstörung des funktionstüchtigen Leberparenchyms und durch die Abwesenheit vitaler Reaktionen, welche für unsere Mitteldiagnose am wichtigsten sind. Was wir an Vitalreaktionen und Symptomen noch finden, sind nun F o l g e n der verminderten Leberfunktion infolge der bereits erfolgten Zerstörungen, keineswegs aber mehr Symptome, welche mit dem u r s ä c h - l i c h e n v i t a l e n Geschehen in Beziehung stehen.

Unter solchen Umständen ist es klar, daß wir bei dieser Krankheit keine eindrucksvollen Heilungen zu erwarten haben und daß wir uns damit zufrieden geben müssen, wenn unsere Mittel imstande sind, die Leberfunktion wieder etwas zu bessern, den Allgemeinzustand zu normalisieren und den endgültigen Zerfall um einige, vielleicht vier bis zehn Jahre hinauszuschieben. Das ist ja nicht ganz unbedeutend, wenn man bedenkt, daß es sich bei der großen Mehrzahl der Patienten um ältere Leute handelt, bei denen ein derartiges Resultat praktisch oft beinahe einer Heilung gleichkommt.

Das therapeutische Vorgehen bei der Lebercirrhose gestaltet sich meines Erachtens am zweckmäßigsten folgendermaßen: Zuerst gibt man das konstitutionell am meisten homöopathische Mittel während mehrerer Monate, außer in Fällen, wo die Leberfunktionsstörungen so groß sind, daß man unbedingt sofort therapeutisch gegen dieselben einschreiten muß. In diesen letzten Fällen verwendet man daher zuerst die für den betreffenden Fall am meisten homöopathischen p f l a n z l i c h e n Mittel, um die groben Funktionsstörungen einigermaßen zu normalisieren, wodurch die Grundlage geschaffen wird für eine regelrechte Kur des chronischen Leidens. Als Mittel für die Lebercirrhose haben sich folgende besonders bewährt:

Mittel	Klinisches	Leitsymptome
Arsenicum jodatum	Schmerzen in Leber- und Magengegend.	Sodbrennen, starker Durst, Übelkeit, sofortiges Erbrechen vom eingenommenen Wasser, während die Speisen erst etwa 1 Stunde nach der Aufnahme erbrochen werden. Chron. Bronchitis. Wässerige, äußerst reizende Ausflüsse, bes. von seiten der Nase, der Augen u. der Genitalien, wobei die betroffenen Schleimhäute gerötet u. geschwollen sind u. brennen. Vertigo. Schwächende Schweiße; äußerst frostig. Hautschuppung, Lymphdrüsenhypertrophie und -schwellung, schwächende Nachtschweiße.
Aurum muriaticum	Plethorischer Habitus, Neigung zu Warzenbildung und Carcinom, bes. der Zunge, Lippen und Haut. Disposition zu bindegewebiger Degeneration zahlreicher Organe, wie z. B. Indurationen der Zunge nach durchgemachter chron. Glossitis.	Die Ausflüsse sind brennend, gelblich und äußerst reizend. Lymphdrüsenschwellungen, Angina pectoris.

Das Mittel ist wenig geprüft, weshalb es auf Grund dieser klinischen Anzeigen gegeben werden muß, d. h. also meist in niederer Potenz (C 3 in Trituration). Wirkt es in niederer Potenz gut, ist dies eine Anzeige für gute Homöopathizität, so daß man dann oft mit glänzender Wirkung auch höhere (6—12 LM), ja sogar ganz hohe Potenzen (30 LM; 200. oder M. Korsakoff) verordnen kann.

Psyche	Schlimmer	Besser
	Warme Winde, Föhn.	

Abneigung gegen Arbeit.	Warmes Zimmer.	

Mittel	Klinisches	Leitsymptome
Cuprum metallicum	Keine typischen Leberbeschwerden.	Spastische Krämpfe des Darmes, der Gefäße und der Muskeln (Waden), bläuliche Verfärbung des Gesichts und der Lippen. Beim Trinken fließt die Flüssigkeit mit einem gurgelnden Geräusch in den Magen hinunter. Prostration. Süßlicher oder metallischer Geschmack im Munde. Klonische Krämpfe, beginnend in den Fingern und Zehen, welche sich allmählich auf den ganzen Körper ausbreiten. Äußerst **schwächende** Durchfälle mit Tenesmen und schwarzem, oft blutigem Stuhl.
Hepar sulfuris	Stechende Leberschmerzen, bes. beim Gehen, Husten, Atmen oder Berühren. Abdomen aufgetrieben.	Extreme Empfindlichkeit gegen kalte Luft. Extreme Frostigkeit. Empfindlichkeit auf Berührung. Stuhl entfärbt. Hustenneigung.
Hydrastis	Träge Leberfunktion, Leber druckempfindlich, Gallensteine, ziehende Schmerzen in re. Leiste in den re. Hoden ausstrahlend. Schnupfen, Sinusitis, Gastritis, Endometritis, Bronchitis.	Weiße Zunge mit Brennen wie von Pfeffer u. bitterem Geschmack. Nacken- u. Lumbosacralrheuma, Verstopfung, mit Kopfweh, Schmerzen bei der Defäkation, auch nachher. Schwache Verdauung, Gastralgie, atonische Dyspepsie. Schmerzen in der Brust nach der re. Schulter ausstrahlend. Neigung zum Schwitzen. Ekzem der Nacken-Haargrenze.

Psyche	Schlimmer	Besser
Fixe Ideen, hämisch, übel gelaunt, furchtsam, verwendet Worte im Gespräch, die er nicht aussprechen wollte.	Nach Schreck, und Beleidigung; durch vertriebene Ausschläge, abends, vor den Regeln.	Während des Schweißausbruchs; Wiederauftreten vertriebener Ausschläge.
Ärgerlich, gerät außer sich bei geringster Unstimmigkeit. Hypochondrisch, unbegründete Angst, Querulant.	Frische Luft, beim Abdecken, kalte Speisen und Getränke. Liegen auf der kranken Seite; Berührung. Trockene kalte Luft. Trockenheit im Allgemeinen.	Wärme, bei Regenwetter und Feuchtigkeit.
Depression, glaubt, sicher zu sterben, und wünscht den Tod herbei.	Brot und Gemüse	

Mittel	Klinisches	Leitsymptome
Jodum	Leber und Milz vergrößert und schmerzhaft, im späteren Stadium atrophisch. Subikterus und Ikterus. Pankreaserkrankungen degenerativer Natur. Reichliche, gelbe, dickflüssige Schleimabsonderung der Schleimhäute.	Dunkelfarbig, mager, **Abmagerung** trotz reichlichem Essen. **Durchfälle. Ständig Hunger**, welchen er befriedigen muß, um nicht vor Schwäche umzusinken. Schwellung u. Induration, später Atrophie aller Drüsen (Thyreoidea, Mamma, Ovarien, Hoden, Prostata, Leber) **Herzklopfen** bei der **geringsten** Anstrengung, auch bei der geringsten Aufregung. Empfindung, als ob das Herz durch eine Hand zusammengequetscht werde. Reizender, ätzender, sogar die Wäsche zerstörender Weißfluß. Kruppöser Husten. Außer dem Durchfall findet sich auch Verstopfung mit vergeblichem Drang, welcher gebessert wird durch Trinken von kalter Milch.
Lycopodium	Atrophische Form von Hepatitis, Schmerzen von der Leber zum Rücken ausstrahlend, schlimmer auf Druck, von re. nach li. im Abdomen verlaufend.	Rechtslateralität, außerordentliche Gasbeschwerden, roter Sand im Urin, empfindlich auf Kleiderdruck u. auf kalte Getränke. Verlangen, heiß zu essen u. zu trinken. Verlangen nach Süßem, nach mäßiger Wärme.
Mercurius	Leber vergrößert, empfindlich auf Berührung, verhärtet, Gelbsucht, mangelnde Gallensekretion.	Neigung zu Anginen, Mundtrockenheit oder Salivation, übelriechender Speichel u. übler Mundgeruch. Zunge pappig mit Zahneindrücken, Neigung zu Durchfällen mit Tenesmen u. Abgang

Fortsetzung Seite 136

Psyche	Schlimmer	Besser
Ängstlich, bes. bei Ruhe. Plötzliche Impulse zur Heftigkeit. Geschäftigkeit. Angst vor den Menschen. Melancholie. Neigung zu Selbstmord.	Wärme, warmes Zimmer, in Ruhe, Fasten, Gemütserregungen.	Durch **Spazieren** in frischer Luft, Essen.
Verlangen nach Alleinsein, möchte aber doch jemanden in der Nähe haben, der ihn aber nicht stört. Reizbar, melancholisch. Mangel an Selbstvertrauen und Angstgefühl beim Alleinsein; empfindlich auf Geräusche; leicht verstimmt.	Zwischen 16 u. 20 Uhr. Hitze oder **sehr** warmes Zimmer, Kleiderdruck am Abdomen.	Durch Bewegung, durch warme Speisen u. Getränke, mäßige Wärme.
Gedächtnisschwäche, mißtrauisch, Willensschwäche, Furcht, den Verstand zu verlieren. Langsam im Antworten.	**Nachts**, feuchtes Wetter, Wetterwechsel, bes. im Herbst. Nach warmen Tagen u. darauffolgenden kalten, feuchten Nächten. Rechtsseitenlage; durch u. nach Schwitzen; warmes Zimmer. Bettwärme.	

Mittel	Klinisches	Leitsymptome
		von wenig Stuhl, was nicht bessert. Brennende, ätzende Leukorrhoe. Eiterungen aus Ohren u. Mandeln. Abscesse in allen möglichen Organen. Neigung zu Geschwürsbildung auf Zunge, Wangen u. im Hals mit profusem Speichelfluß. Zittern der Extremitäten, bes. der Hände.
Muriaticum acidum	Spannung in der Lebergegend.	Leeregefühl im Magen, Sub- oder Anacidität des Magensaftes mit starker Fermentation. Verträgt weder den Anblick noch das Denken an Fleisch. Geschwollene verdickte, lederige Zunge mit tiefen Ulcerationen oder Aphthen, Zahnfleisch geschwollen; stinkender Atem. Schwindel, schlimmer beim Liegen auf der re. Seite. Bläulich verfärbte Hämorrhoiden, die sehr schmerzhaft u. auf Berührung empfindlich sind. Puls rasch.
Nasturtium aquaticum	Spannungsgefühl in der Lebergegend.	Verstopfung, Neurasthenie, Hysterie. Lebercirrhose mit Ascites.
Nux vomica	Leber plethorisch, gespannt, was begleitet ist von Stichen u. Druckempfindlichkeit. Gasbeschwerden, Retroperistaltik. Verstopfung mit vergeblichem Drang.	Überarbeiteter, geschäftiger Genußmensch. Überempfindlich auf alles (Geräusche, Schmerzen, äußere Sinneseindrücke). Erkältlichkeit, Aufstoßen, Übelkeit.

Psyche	Schlimmer	Besser
Reizbar, verdrießlich, zu Ärger u. Depressionen disponiert, dabei Unruhe und Schwindel.	In feuchtem Wetter. Vor Mitternacht, Berührung, Liegen auf der re. Seite.	Liegen auf der li. Seite.

Dosierung: 2- bis 3mal täglich 5 Tropfen der Urtinktur.

Reizbar, Querulant, eifrig, heftig, **ungeduldig,** hypochondrisch, zornmütig.	Geistige Arbeit, Verdruß, Geräusche, Lärm, nach dem Essen, bes. durch reichliche Mahlzeiten, Wasser, Wein, gebrannter Kaffee; trockenes kaltes Wetter.	Ruhe, Ferien, beim Liegen, feuchtes Wetter.

Mittel	Klinisches	Leitsymptome
Phosphorus	Leber mit Blut überfüllt, vergrößert, geschwollen, später Neigung zu fettiger Degeneration, Ikterus, Pankreatitis.	Scharfe, schneidende Schmerzen, Gefühl von Schwäche u. Leere (goneness) in Kopf, Brust u. Magen. Schlanker, großgewachsener Patient, blond oder rötlich, äußerst sensibel, aber verbindlich, graziös. Brennende Schmerzen, kleinkalibrige Stühle, starker Durst nach Kaltem. Neigung zu Heiserkeit u. Aphonie; Schwäche u. Prostration. Hitzewallungen.
Plumbum	Keine besonderen klin. Symptome von seiten der Leber.	Heftige kolikartige Schmerzen im Abdomen mit der Empfindung, wie wenn die Bauchdecke gegen die Wirbelsäule gezogen würde. Verstopfung mit harten schafkotähnlichen Stühlen, dazu vergeblicher Drang. Starke Schmerzen bei der Stuhlentleerung infolge Spasmen der Sphinktermuskulatur. Impotenz. Bei Frauen Vaginismus. Chron. interstitielle Nephritis. Paralyse einzelner Muskeln, insbesondere der Fingerextensoren. Schmerzen während der Nacht in der re. großen Zehe. Muskelatrophien. Pupillen kontrahiert. Blaue, linienförmige Verfärbung am Rande des Zahnfleisches. Gastralgien.

Psyche	Schlimmer	Besser
Überempfindlichkeit auf äußere Eindrücke (Licht, Geräusche, Gerüche, Berührung), Langsamkeit im Denken, leicht beleidigt, Neigung zu Somnambulismus und Hellsichtigkeit, strohfeuerhaftes Aufflackern von Sympathiegefühlen, welche rasch ins Gegenteil umschlagen. Psycholabil.	Berührung, körperliche u. geistige Anstrengung, warme Getränke und Speisen, Wetterwechsel, Liegen auf der li. Seite; während eines Gewitters, Dämmerung.	In völliger Dunkelheit, Rechtsseitenlage, kalte Getränke u. Speisen, frische Luft, Abwaschen mit kaltem Wasser, kurzer Schlaf erfrischt ungemein.
Depression, Angst, ermordet zu werden. Wahrnehmungen vermindert u. verlangsamt. Gedächtnisverlust, Apathie.	Nachts, durch Bewegung.	Durch Frottieren, Druck, körperliche Bewegung.

Mittel	Klinisches	Leitsymptome
Podophyllum	Aufgetriebener Bauch mit Hitzegefühl u. gleichzeitig das Gefühl von Leere (goneness). Lebergegend schmerzhaft. Gasauftreibung bes. im Colon ascendens.	Durchfall mit außerordentlich voluminösen, stinkenden Stühlen. Empfindung von **Herabsinken** des Magens, des Darmes, des Rectums und der Gebärmutter, rechtsseitige Eierstockschmerzen. Rechtslateralität.
Quassia	Schmerzen in der Lebergegend, insbesondere aber auch in den re. Intercostalmuskeln, oberhalb der Leber. Druckschmerz u. Stechen in der Lebergegend u. Milz.	Atonische Dyspepsie mit nächtlicher Gas- u. Säureproduktion. Sodbrennen, Gastralgien mit Gefühl von Leere im Bauch, wie wenn derselbe völlig zusammengesunken wäre. Aufstoßen von Speisen. Trockene Zunge mit braunem, klebrigem Belag; Ascites. Häufiger Harndrang mit Unmöglichkeit, den Harn zurückzuhalten. Sehr reichliche Ausscheidung eines **hellen** Urins. Neigung, die Glieder zu strecken, zu dehnen und zu gähnen. Kälte im Rücken. Allgemeine Schwäche mit ständigem Hungergefühl. Wenn er nicht immer ißt, so fühlt er sich furchtbar schwach. Kalte Extremitäten, bes. die Füße.
Quercus glandium spiritus	Dieses Mittel wurde insbesondere von RADEMACHER in die Therapie eingeführt.	
	Druck u. Spannungsgefühl in der Leber- u. Milzgegend.	Verlangen nach Alkohol. Chron. Alkoholiker. Schwindel. Schwerhörigkeit und Ohrensausen. Ascites, Gasauftreibung des Abdomens.

Psyche	Schlimmer	Besser
Schwatzhaftigkeit oder Herabsetzung der geistigen Fähigkeiten; glaubt, sterben zu müssen, Lebensüberdruß.	Jeden Morgen, heißes Wetter, während des Zahnens.	

Quassia ebenso wie *Nasturtium aquaticum* und *Quercus glandium spiritus* sind homöopathisch wenig geprüft und müssen daher mehr nur auf Grund ihrer klinischen Indikationen verordnet werden. Man gibt sie deshalb vorzugsweise in niederen Potenzen, d. h. in substantieller Form, also z. B. als *Aqua Quassiae* oder dann in der 1.–3. Potenz. Über höhere Potenzen fehlen Erfahrungen.

Dosierung: 3- bis 4mal 10 Tropfen der Urtinktur oder der 1. Dezimalverdünnung.

Mittel	Klinisches	Leitsymptome
Sulfur	Druck u. Schmerzhaftigkeit in der Lebergegend. Der Patient empfindet das ganze Bauchinnere wie rauh und schmerzhaft.	Hat immer zu heiß, muß sich deshalb leicht anziehen, eine Tendenz, welche zwischen 35 u. 50 Jahren oft ins Gegenteil umschlägt. Zu heiße Füße im Bett, muß einen **kühlen Platz suchen.** Verlangen nach Zucker. Entzündung, Brennen u. Schwellung an den Stellen, wo die Schleimhaut in die Körperhaut übergeht. Wulstige Lippen, Empfindung, als ob das Herz zu groß sei u. in seinen Bewegungen durch den Brustkorb behindert würde. Heißhunger oder Appetitlosigkeit. Säurebeschwerden aller Art. Schwäche mit **Hungergefühl um 11 Uhr.**

Psyche	Schlimmer	Besser
Unordentlich, der Philosoph in Lumpen, religiöse Melancholie, Abneigung gegen Arbeit, faul.	Ruhe, Stehen, Bettwärme, Waschen, Baden, 11 Uhr, warmes Zimmer.	Trockenes, warmes Wetter, Liegen auf der re. Seite.

Lebervergrößerungen

In diese Rubrik gehören alle Krankheiten, welche mit einer Lebervergrößerung einhergehen, seien sie nun bedingt durch entzündliche Schwellung, durch Hypertrophie oder durch aktive oder passive Hyperämie. Einzig die Lebertumoren schließen wir aus.

Grundsätzlich haben fast alle diese Erkrankungen — eben mit Ausnahme der malignen Tumoren – eine gute Prognose, dies im Gegensatz zu den Krankheiten, die durch Leberschwund charakterisiert und prognostisch ungünstiger sind.

Dem Kliniker wird es merkwürdig erscheinen, daß wir kurzerhand alle diese obengenannten verschiedenen Zustände in einer Rubrik vereinigen, er wird – je nach seinem Temperament – unter Umständen geneigt sein, uns einer gewissen Naivität, wenn nicht gar Unwissenheit zu bezichtigen. Wenn man bedenkt, wieviel Mühe man sich in der Schulmedizin gibt, um eine sogenannte „Diagnose" zu stellen, das heißt um genau herauszubekommen, welcher Art eine Lebererkrankung ist, so mag allerdings bei oberflächlicher Betrachtung unser Verfahren zur Kritik zu berechtigen. Geht man aber der Sache tiefer auf den Grund, so sieht es etwas anders aus.

Erstens hat die Leber außerordentlich viele Funktionen. Sie ist ein Speicherorgan für zahlreiche Energiespender und gibt dieselben, sorgfältig dosiert, an den Organismus ab. Bevor sie diese Stoffe aber abgibt, wandelt sie dieselben zuerst in eine assimilationsfähige Form um, weshalb sie also auch als Umwandlungsorgan bezeichnet werden muß. Eine weitere Fähigkeit der Leber besteht darin, daß sie zahlreiche giftige Produkte, welche teils aus der Ernährung, teils aus dem intermediären Stoffwechsel stammen, zu entgiften vermag. Und auch hier haben wir es nicht mit einer einzigen, sondern mit zahlreichen, vielleicht mit Hunderten oder gar Tausenden der allerverschiedensten Entgiftungsreaktionen zu tun. Und schließlich stellt die Leber auch noch ein Ausscheidungsorgan dar, indem sie die Gallensekretion besorgt. Auch die Galle besteht aus zahlreichen Stoffen, weshalb also auch diese Ausscheidung ein komplexer Vorgang ist, der zahlreiche Funktionen umfaßt.

Wir stehen also hier vor außerordentlich vielseitigen und zahlreichen Funktionen, von welchen bei jeder Lebererkrankung einzelne gestört, andere erhalten sein können. Wie sich das im Einzelfalle verhält, wird auch der Kliniker trotz sorgfältigster Untersuchung in der Regel nicht sagen können, insbesondere nicht bei den Entgiftungsfunktionen, welche ja des näheren überhaupt nicht bekannt sind, gar nicht zu reden von ihrer genauen diagnostischen Erfassung. So darf man wohl zu Recht behaupten, daß die Differentialdiagnose der Lebererkrankungen auch heute noch durchaus rudimentär ist und daß schulmedizinische Diagnostik auf diesem Gebiet aus dem gesamten Komplex höchstens einige wenige Störungen genauer definieren kann, während der Hauptteil noch unbekanntes Gebiet ist.

Des weiteren muß betont werden, daß auch die Feststellung der wenigen bisher bekannten Störungen für die Therapie nur von geringem Werte ist, weil man ja die U r s a c h e n dieser Störungen – sofern es sich nicht um Infektionen handelt – n i c h t kennt und also trotz der sogenannten Diagnose keine therapeutischen Schlüsse ziehen kann.

Bei der Homöopathie hingegen liegen die Verhältnisse ganz anders. Dadurch, daß wir stets die Gesamtheit der Symptome betrachten, welche der äußere sichtbare Ausdruck des Krankheitsgeschehens sind, sind uns automatisch die Voraussetzungen zu einer individuellen und causalen Therapie gegeben, ohne daß wir es nötig hätten, fragwürdige Überlegungen anzustellen oder gar nach einer noch viel fragwürdigeren Causalität zu forschen.

Wir behandeln niemals die Lebervergrößerung, sondern stets und ausnahmslos die endogenen Ursachen, welche zu der betreffenden Krankheit geführt haben, deren hervorstechendstes k l i n i s c h e s Symptom in diesem Falle die Lebervergrößerung darstellt. Dies gilt sogar für den Fall von Infektionen, indem auch ein Bacillus in den Organismus n u r eindringen kann, wenn gewisse Abwehrfunktionen gestört sind, das heißt wenn eine e n d o - g e n e Ursache besteht.

Das klinische Symptom „Lebervergrößerung" hat also für uns höchstens die Bedeutung eines Hinweises, insofern, als wir in den nachfolgenden Tabellen die wichtigsten Mittel zusammenstellen, welche bei derartigen Zuständen im allgemeinen in Frage kommen. Hingegen ist damit gar nichts gesagt über die Wesensart des vorliegenden Krankheitsprozesses; das wissen wir so gut wie die Schule. Um diesen Krankheitsprozeß näher zu differenzieren, schlagen wir allerdings ganz andere Wege ein als diejenigen, welche in der Klinik üblich sind. Wissend, daß wir die unvorstellbar komplizierten und größtenteils energetischen, also u n s i c h t b a r e n Vorgänge unter keinen Umständen in ihrer Gesamtheit feststellen können, halten wir uns an diejenigen Erscheinungen, welche die Krankheit im ganzen Bereich der Lebensäußerungen produziert und welche wir einesteils mittels Befragung und andererseits durch unsere Sinnesorgane wahrnehmen können. Durch Anwendung des Ähnlichkeitsgesetzes kommt dann automatisch eine Differentialdiagnose zustande, wobei wir direkt zum causal wirkenden therapeutischen Agens gelangen, ohne zuerst Erwägungen anstellen zu müssen über Verhältnisse und Vorgänge, die uns in ihrer großen Mehrheit völlig unbekannt sind.

Mittel	Klinisches	Leitsymptome
Arsenicum album	Leber u. Milz vergrößert u. schmerzhaft. Ascites u. Ödeme in den verschiedensten Körperregionen. Abdomen aufgetrieben u. druckempfindlich.	Brennende Schmerzen, allgemeine Schwäche, Erschöpfung, Durchfälle, Stuhl meist dunkel, oft mit Blut durchsetzt, sehr übelriechend (Kadavergeruch). Außerordentlich frostig, Verlangen nach Hitze, verträgt weder den Geruch noch den Anblick der Speisen. Heftiger Durst nach kalten Getränken, trinkt häufig, aber nur wenig auf einmal.
Aurum muriaticum	Plethorischer Habitus, Neigung zu Warzenbildung u. Carcinom, bes. der Zunge, Lippen u. Haut. Disposition zu bindegewebiger Degeneration zahlreicher Organe, wie z. B. Indurationen der Zunge nach durchgemachter chron. Glossitis.	Die Ausflüsse sind brennend, gelblich u. äußerst reizend, Lymphdrüsenschwellung, Angina pectoris.
Bryonia	Lebergegend geschwollen, schmerzhaft, gespannt; stechende u. brennende Schmerzen, schlimmer bei der **geringsten Bewegung** u. beim **Atmen**. Verstopfung, Sommerdiarrhoe nach Genuß von Früchten.	Intensiver Durst nach großen Mengen Flüssigkeit auf einmal, stechende Schmerzen.
Calcium arsenicosum	Leber, Milz u. Pankreas vergrößert, ebenso die Mesenterialdrüsen, Pankreasaffektionen. Albuminurie.	Dyspnoe mit schwachem Puls. Herzklopfen bei geringster Emotion. Äußerst fröstelig, Ödeme, bes. in den oberen Körperteilen, aber auch in den Beinen. Blutandrang zum Kopfe mit Schwin-

Fortsetzung Seite 148

Psyche	Schlimmer	Besser
Unruhe u. Ängstlichkeit, gepaart mit äußerster Schwäche, nachts verschlimmert. Aristokratisches Wesen, äußerst peinlich u. exakt in Kleidung; geizig; hämisch; Angst vor dem Tode u. Angst vor dem Alleinsein; überhaupt äußerst furchtsam. Mutlos, egoistisch u. elend.	Kalte Getränke u. kalte Speisen, nachts, feuchtes Wetter, in der Nähe der Meeresküste.	Wärme in jeder Form außer Kopfweh, warme Getränke.

Abneigung gegen Arbeit.	Warmes Zimmer.	

Das Mittel ist wenig geprüft, weshalb es auf Grund dieser klinischen Anzeigen gegeben werden muß, d. h. also meist in niederer Potenz (C 3 in Trituration). Bei guter Wirkung höhere Potenzen (s. S. 30).

Unzufriedener, eiliger, reizbarer Mensch. Fleischesser.	Bewegung, Atmen, Berührung, Wärme, Liegen auf der gesunden Seite.	Liegen auf der kranken Seite, starker Druck, Ruhe, Kühle, kühle Speisen u. Getränke.

Reizbarkeit; Ängstlichkeit; Verlangen nach Gesellschaft, Neigung zu Depression u. Melancholie. Sensorium getrübt; Halluzinationen in schwereren, fieberhaften Fällen.	Geringste Bewegung.	

Mittel	Klinisches	Leitsymptome
		del. Aufstoßen mit Herzklopfen. Starke Druckempfindlichkeit der Nierengegend. Zusammenschnürungsgefühl in der Herzgegend, begleitet von Atemnot u. Lufthunger; Herzklopfen u. Oppression. Schmerzen in der Herzgegend, welche in den Rücken u. in die Arme ausstrahlen. Steifigkeit u. Schmerzen im Nacken. Rückenweh.
Calcarea carbonica	Lebergegend schmerzhaft, bes. beim Zusammenkauern, Gallenkolik.	Vergrößerung der Lymphdrüsen in allen Körperregionen. Dicker untersetzter Typ mit Ellbogenwinkel unter 180°. Saures Aufstoßen mit Magenbrennen, Durchfall mit **sauren** Stühlen, Kopfschweiß, bes. während der **Nacht**, Abneigung gegen Milch und Fett. Frostigkeit.
Carbo vegetabilis	Leberschmerzen.	Abdomen außerordentlich aufgetrieben durch Gase, insbesondere die oberen Partien des Bauches. Luftaufstoßen und Windabgang, welche bessern. Durchfall mit üblem, kadaverartigem Geruch. Zunge weiß belegt. Allgemeine Schwäche; außerordentliche **Frostigkeit** u. Kälte, insbesondere der Füße u. Beine bis zum Knie, verträgt aber dabei die Wärme nicht, sondern verlangt nach **frischer Luft**. Venöse Stase, Cyanose, Prostration.

Psyche	Schlimmer	Besser
Üble Vorahnungen mit Verschlimmerung gegen Abend, Angst vor Vermögensverlust, vor Infektionskrankheiten. Langsam im Denken, aber hartnäckig, wie ein Fels im Meer. Abneigung gegen Arbeit.	Kälte, feuchte Kälte. Kaltes Wasser, Baden, kaltes Abwaschen morgens früh, während Vollmond.	Trockenes warmes Wetter, Liegen auf der kranken Seite.
Angst vor Geistern u. vor Dunkelheit, plötzliches Aussetzen des Gedächtnisses.	Butter, fette Nahrung, Milch, Kaffee u. Wein, Kälte, aber ebenso auch feuchte Wärme u. warme geschlossene Räume, nachts u. abends.	Aufstoßen u. Windabgang, frische Luft.

Mittel	Klinisches	Leitsymptome
Chelidonium	Schmerzen in der Lebergegend. Vergrößerte Leber, Gallensteine.	Schmerzen am re. unteren Schulterblattwinkel. Nach dem Rücken ausstrahlende Leberschmerzen. Gelbsucht oder subikterische Gelbfärbung vor allem des Zungenbelages, des Gaumens u. der Skleren. Verstopfung (Schafskot), gelbe Stühle.
China	Leber und Milz geschwollen u. schmerzhaft, Ikterus vor allem der Skleren, aber auch der Haut.	Extreme Hautsensibilität auf Berührung, Zugluft, besser durch intensiven gleichmäßigen Druck. Gasbeschwerden ohne Besserung durch Aufstoßen oder Windabgang, Schlaflosigkeit wegen Gedankenzudrang.
Chionanthus	Leber vergrößert, Abdomen aufgetrieben, Pankreaserkrankungen.	Empfindung, wie wenn ein Knoten um die Därme geschlungen u. plötzlich angezogen, alsdann losgelassen würde (Spasmen). Gelbe oder weiße, entfärbte Stühle, meist weich, pastenartig. Zunge belegt. Lebergegend druckschmerzhaft. Urobilinurie und Diabetes mit Urin von vermehrtem spezifischem Gewicht. Dunkler Urin. Dick gelblich belegte Furche in der Mitte der Zunge. Gelbe Skleren. Periodizität.

Psyche	Schlimmer	Besser
	Bewegung, Wetterwechsel, frühmorgens, Rechtslateralität, einige Zeit nach dem Essen.	Gleich nach dem Mittagessen, durch gleichmäßigen Druck.
Apathisch, wortkarg, Ideenzudrang, rücksichtslos.	**Berührung, Zugluft, Verlust von Körpersäften,** jeden 2. Tag; durch Gefühlserregungen.	Starker, gleichmäßiger Druck, Zusammenkauern.
Apathisch und lustlos.		

Mittel	Klinisches	Leitsymptome
Cocculus	Druckschmerz in der Lebergegend, welcher sich verschlimmert beim Husten u. beim Bücken. Schießende Schmerzen in der Lebergegend.	Schwindel u. Übelkeit beim Wagenfahren. Abneigung gegen Nahrungsaufnahme, Getränke, gegen Tabakrauchen. Metallischer Geschmack im Munde; aufgetriebener Bauch mit der Empfindung, wie wenn derselbe mit Steinen gefüllt wäre, schlimmer beim Bewegen. Dysmenorrhoe, mit dunklen verstärkten Regelblutungen. Rheumatische Schmerzen in der Schulter und in den Armen, wie zerschlagen. Gelenkkrachen, bes. in den Knien. Taubheitsgefühl in den Gliedern.
Conium	Peinigende Schmerzen in u. in der Umgebung der Leber, begleitet von chron. Gelbsucht u. Hautjucken.	Nausea; Sodbrennen mit saurem Aufstoßen, am schlimmsten beim Zubettgehen. Schwindel, bes. beim **Drehen des Kopfes.** Photophobie; Tränenfluß; allgemeine Schwäche, bes. am Morgen im Bett. Zittern, Herzklopfen. Schweißausbruch beim **Augenschließen** oder beim **Einschlafen.** Schmerzen in den Brüsten, schlimmer **vor den Regeln.** Husten, welcher sich verschlimmert beim Abliegen, meist mit Kitzel an einer kleinen Stelle des Kehlkopfes. Handschweiß, Schwellung und Verhärtung der Lymphdrüsen, Tumoren aller Art in den verschiedensten Organen, bes. in den Brüsten.

Psyche	Schlimmer	Besser
Grüblerisch, melancholisch, dabei aber kapriziös. In Träumereien versunken. Verträgt keinen Widerspruch. Ängstlich, von Vorahnungen erfüllt, dabei das Gefühl, als ob die Zeit zu schnell vergehe.	**Wagenfahren,** Geräusche, beim Essen, **Rauchen,** in frischer Luft, während der Regeln u. durch seelische Erregung.	
Schlecht gelaunt, depressiv, Angstgefühle, hypochondrisch u. indifferent; fürchtet aber die Einsamkeit. Mangel an geistiger Energie, Reizbarkeit u. Neigung, sich zu ärgern, schwaches Gedächtnis.	Beim Bewegen, sich Niederlegen im Bett, **geschlechtliche Continenz;** vor u. während der Regeln, Erkältung, körperliche oder geistige Anstrengungen.	In der Dunkelheit, durch leichte Bewegung, Fasten.

Mittel	Klinisches	Leitsymptome
Digitalis	Druckempfindlichkeit u. Druckschmerz in der Lebergegend, meist begleitet von Übelkeit.	Bläuliche Farbe der Augenlider mit gelben Skleren; Nausea, welche durch Erbrechen nicht gebessert wird. Schwächegefühl im Magen (goneness). Druckempfindlichkeit des Epigastriums. Entfärbte, weiße oder aschgraue, pastöse Stühle, Dyspnoe, verschlimmert durch Sprechen. Langsamer Puls. Empfindung, als ob das Herz stillstehen würde. Erwacht plötzlich mit dem Angstgefühl, von großer Höhe herunterzufallen.
Ferrum metallicum	Leber vergrößert u. druckempfindlich.	Hämmerndes Kopfweh, Blutandrang zum Kopf bei geringster Anstrengung oder Gemütserregung. Verlangen nach Saurem, Übelkeit, Erbrechen unmittelbar nach dem Essen. Aufstoßen von Speisen. Kurzatmigkeit. Reizbare nervöse Schwäche. Verträgt Geräusche nicht.
Fluoricum acidum	Wundschmerzartige Empfindung in der Lebergegend.	Schwere u. Empfindung wie von einem Gewicht oder einem Stein im Magen. Saures Aufstoßen; Abneigung gegen Kaffee; Verlangen nach stark gewürzten Speisen. **Hitzegefühl im Magen** in nüchternem Zustand. Empfindung, als ob ein Wind durch die Augen blasen würde. Oppression in der Brust. Dyspnoe. Regeln stark, zu früh u. zu lange dauernd. Hodenschwellungen. Varicen, Drüsenschwellungen.

Psyche	Schlimmer	Besser
Voller Furcht, ängstlich hinsichtlich der Zukunft. Abgestumpfte Sinnesempfindungen, lethargisch u. melancholisch. Hyperaktivität wechselt ab mit völliger Unlust zur Arbeit.	Aufrechtes Sitzen, nach dem Essen u. durch Musik.	Bei leerem Magen, in frischer Luft.
Reizbarkeit, verträgt nicht den geringsten Widerspruch, nervöse Erschöpfbarkeit.	Intensive körperliche Anstrengungen, während des Schweißausbruches, bei vollständiger Ruhe, durch zu warme Kleidung. Mitternachts. Eier.	Bei **langsamer** Bewegung u. **langsamem** Spazieren.
Gleichgültigkeit gegen Familienmitglieder, mangelndes Verantwortlichkeitsgefühl, Phasen von gehobener Stimmung u. Fröhlichkeit.	Wärme, morgens, warme Getränke.	Kälte, beim Gehen.

Mittel	Klinisches	Leitsymptome
Hepar sulfuris	Stiche in der vergrößerten Leber, bes. beim Gehen, Husten u. tiefen Einatmen.	Neigung zu Furunkulose. Accidentelle Wunden heilen schlecht, **Splittergefühl** im Pharynx oder Stiche, welche gegen das Ohr ausstrahlen, bes. beim Schlucken, Verlangen nach Saurem. Abneigung gegen Fette. Stühle entfärbt u. weich, meist sauer riechend. Fettschimmerndes Häutchen auf dem Urin; Jucken der Geschlechtsteile. Regeln spärlich u. zu spät. Husten, der am Abend trocken ist u. am Morgen feucht wird. **Äußerste Frostigkeit.**
Jodum	Leber u. Milz vergrößert u. schmerzhaft.	Gelbsucht. Blutandrang zum Kopf, Disposition zu Schnupfen. Appetit sehr verstärkt sowie Durst. Magert ab trotz reichlichem Essen. Ständiger Hunger. Durchfälle wechseln ab mit Verstopfung. Schwellung u. Verhärtung der Hoden, Atrophie der Brüste. Herzklopfen von der geringsten Anstrengung.
Kalium carbonicum	Vergrößerte Leber, mit Schmerzen, schlimmer beim Bücken; auch brennende stechende u. schießende Leberschmerzen.	Empfindung, als ob der Magen voll Wasser wäre, Übelkeit, Verlangen nach Süßem, Angst, welche in der **Magengegend** empfunden wird. Trockenheit des Haares. Stechende Schmerzen in der Brust. Rückenschmerzen nach dem Essen. Ödematöse Schwellung der oberen Augenlider, insbesondere am inneren Augenwinkel. Nase verstopft im **war-**

Fortsetzung Seite 158

Psyche	Schlimmer	Besser
Außerordentliche Reizbarkeit, Queruliersucht, heftige Impulse, sich zu rächen u. den andern kaltblütig abzumurksen, dabei aber wieder voller Angstgefühle u. Vorahnungen.	Kalte trockene Winde, Durchzug, durch Berühren, Liegen auf der schmerzhaften Seite.	Bei feuchtem Wetter, warmes Einhüllen des Kopfes, Wärme, nach dem Essen.
Ängstlich, bes. bei Ruhe. Plötzliche Impulse zur Heftigkeit, Geschäftigkeit. Angst vor den Menschen. Melancholie. Neigung zu Suicid.	In Ruhe, warmes Zimmer, Rechtslateralität, Fasten.	Beim Gehen, in frischer Luft, Essen.
Reizbarkeit, voll von furchtbetonten Einbildungen. Angst vor dem Alleinsein; mißvergnügt u. unzufrieden, dabei hartköpfig u. überempfindlich auf Schmerzen, Geräusche u. auf Berührung.	Kaltes Wetter, Suppe u. Kaffee, 3 Uhr nach Coitus, Linksseitenlage oder Liegen auf der schmerzhaften Seite.	Warmes Wetter, tagsüber, durch Bewegung.

Mittel	Klinisches	Leitsymptome
		men Zimmer. Außerordentlich großkalibrige Stühle mit Verstopfung. Regeln zu früh u. zu schwach oder zu spät u. zu stark. Disposition zu Tuberkulose. **Unwillkürliches** Aushusten von kleinen Schleimklümpchen.
Lachesis	Höchste Druckempfindlichkeit der Lebergegend. Kann den Kleiderdruck nicht ertragen. Aufgetriebener Bauch. Gelbsucht, vor allem gelbe Skleren.	Kehlkopfempfindlichkeit auf Berührung, muß den Halskragen offen haben. Linkslateralität. Schmerzen gehen von li. nach re.
Laurocerasus	Druckschmerz u. stechender Schmerz auf der Leber, begleitet von Spannungsgefühl. Leberverhärtung, Empfindung, als ob ein Geschwür in der Lebergegend unter der Haut sitze.	Mangel an Reaktionsfähigkeit des Organismus. Getränke fließen mit hörbarem Geräusch durch den Oesophagus u. die Därme. Außerordentliche Frostigkeit, welche durch Wärme nicht gebessert wird. Gastralgien. Spasmen, bes. in der Gesichtsmuskulatur u. im Oesophagus. Durst mit trockenem Munde. Cyanose, Dyspnoe, schlimmer beim Sitzen. Trockener Husten. Lufthunger, rheumatische Schmerzen.
Lycopodium	Hepatitis, Schmerzen von der Leber zum Rücken ausstrahlend, schlimmer auf Druck, Schmerzen gehen von re. nach li. im Abdomen.	Rechtslateralität, außerordentliche Gasbeschwerden, roter Sand im Urin, empfindlich auf Kleiderdruck u. auf kalte Getränke. Verlangen, heiß zu essen u. zu trinken. Verlangen nach Süßem, nach mäßiger Wärme.

Psyche	Schlimmer	Besser
Schwatzhaftigkeit, fanatisch, religiöse Wahnideen, Unruhe.	Nach Schlaf, am frühen Morgen, Kontakt, Kleiderdruck, feuchtwarmes Wetter, saure Speisen, Alkohol, Sonne, Frühling u. Herbst, vor den Menses.	Kühles Wetter, Ausflüsse u. Stuhlentleerung. Schweine, Regelfluß.
	Abends u. nachts, Bewegen des Rumpfes.	Frische Luft.
Verlangen nach Alleinsein, möchte aber doch jemanden in der Nähe haben, der ihn aber nicht stört. Reizbar, melancholisch. Mangel an Selbstvertrauen. Angstgefühle beim Alleinsein, empfindlich auf Geräusche, leicht verstimmt, Reklamiersucht.	Zwischen 16 u. 20 Uhr. Hitze oder sehr warmes Zimmer, Kleiderdruck.	Durch Bewegung, durch warme Speisen und Getränke.

Mittel	Klinisches	Leitsymptome
Magnesium muriaticum	Drückende Schmerzen in der Lebergegend wie ein Gewicht, schlimmer durch Liegen auf der re. Seite. Leber vergrößert; aufgetriebenes Abdomen.	Gelblich belegte Zunge, hartnäckige Verstopfung mit großkalibrigem knotigem Stuhl, der am Anus zerbröckelt. Kleine **Bläschen an der Hinterseite der Unterlippe.** Kopfschmerzen, besser durch Druck, schlimmer in der frischen Luft, Kopfschweiß.
Mercurius	Leber vergrößert, empfindlich auf Berührung, verhärtet, Gelbsucht, mangelnde Gallensekretion.	Neigung zu Anginen, Mundtrockenheit oder Salivation, übelriechender Speichel u. übler Mundgeruch, Zunge pappig mit Zahneindrücken, Neigung zu Durchfällen mit Tenesmen u. Abgang von wenig Stuhl, was nicht bessert. Brennende, ätzende Leukorrhoe, Eiterungen aus Ohren u. Mandeln. Abscesse in allen möglichen Organen. Neigung zu Geschwürsbildung auf Zunge, Wangen u. im Hals mit profusem Speichelfluß. Zittern der Extremitäten, bes. der Hände.
Natrium muriaticum	Leberanamnese, aber keine typischen Leberbeschwerden.	Landkartenzunge, starker Durst, Verlangen nach Salz. Verstopfung. Kopfweh tagsüber, Hämmern oder wie wenn der Kopf zerspringen wollte, Nietnägel, Haut um den Nagel herum trocken u. gesprungen, Ekzeme an der Haarnackengrenze u. an den Handflächen.

Psyche	Schlimmer	Besser
	Nach dem Essen, durch Milch, durch Liegen auf der re. Seite, Meerbäder.	Gleichmäßiger Druck, Bewegung, frische Luft (außer Kopfweh).
Gedächtnisschwäche, Mißtrauisch, Willensschwäche, Angst, den Verstand zu verlieren, Langsamkeit im Antwortgeben.	**Nachts,** feuchtes Wetter, Wetterwechsel, bes. im Herbst, nach warmen Tagen u. kalten feuchten Nächten, Rechtsseitenlage, durch u. nach Schwitzen, warmes Zimmer, Bettwärme.	
Deprimiert, Neigung zu stillem Kummer, reizbar. Wird wütend wegen Kleinigkeiten. Ungeschickt, läßt Dinge fallen, Widerspruchsgeist, abwechselnd Lachen und Weinen.	10 bis 11 Uhr. Trost u. Zuspruch; an der Meeresküste, Sonne, strahlende Wärme (Heizkörper), geistige Anstrengung, Lesen, Schreiben, Gemütserregungen, feine Handarbeiten.	Frische Luft. Kaltes Baden in Süßwasser, Abwechslung, bes. im Essen, Liegen auf der re. Seite.

Mittel	Klinisches	Leitsymptome
Natrium sulfuricum	Leber druckempfindlich, scharfe stechende Schmerzen in der Lebergegend, verträgt Kleiderdruck nicht, chron. Duodenalkatarrh.	Verstopfung, mit Gasaufblähung des Colon ascendens u. Spannungsschmerz, Gasauftreibung des Abdomens, Asthma (Verschlimmerung durch feuchtes Wetter), postprandiale Durchfälle, Ausflüsse grünlich, dick oder krustenbildend, festhaftend.
Nitri acidum	Leberschmerzen mit Gelbsucht	Verlangen nach Fetten u. Salz. Durchfälle, Entzündungen überall dort, wo die Schleimhaut sich mit der Haut vereinigt (Lippen, Nasenlöcher, After), Schmerzen wie von Splittern. Dunkler Urin mit Geruch wie Pferdeharn; saubere Zunge mit Furche im Zentrum. Neigung zu hellroten Blutungen; stinkender Fußschweiß; blumenkohlartige Warzen.
Nux moschata	Druckschmerz in der Leber, als ob derselbe durch einen harten oder spitzen Gegenstand hervorgerufen wäre. Leberschwellung. Schweregefühl in der Lebergegend. Schwellung der Milz.	Neigung zu Schwächeanfällen u. Ohnmachten, begleitet von Herzschwäche. Äußerste Trockenheit aller Schleimhäute u. der Haut, begleitet von kalten Extremitäten u. starker Schläfrigkeit tagsüber. Kopf wie aufgeblasen. Parästhesien u. Anästhesien in der Mundhöhle, den Lippen, bes. aber der Zunge. Spannungsgefühl u. außerordentliche Gasansammlung im Magen u. Abdomen. Ohnmachtsartige Schwäche während oder nach dem Stuhl. Äußerster Wechsel der Regeln in bezug auf Frequenz u. Quantität.

Psyche	Schlimmer	Besser
Melancholie, Musik macht den Patienten traurig, Lebensüberdruß mit Suizidgedanken, will nicht sprechen noch angesprochen werden.	Feuchtigkeit in jeder Form, selbst durch Genuß von Wassertieren. Ruhe, Liegen.	Trockenes Wetter, gleichmäßiger Druck, ständiger Wechsel der Lage, frische Luft.
Reizbar, nachträgerisch, rachsüchtig, hartköpfig. Empfindlich auf Geräusche, Berührung, Erschütterung; Angst zu sterben.	Abends u. nachts heißes Wetter, aber auch kaltes Klima.	Beim Wagenfahren
Wechselnd; bald lachend, bald weinend. Benommenheit. Gedächtnisschwäche. Fühlt sich wie im Traum.	Feuchtigkeit, kalte feuchte Winde, kaltes Essen, kalte Abwaschungen, beim Liegen auf der schmerzhaften Seite. Bewegung. Erschütterung.	Wärme, trockenes warmes Wetter.

Mittel	Klinisches	Leitsymptome
Nux vomica	Leber plethorisch, gespannt, was begleitet ist von Stichen u. Empfindlichkeit auf Druck. Gasbeschwerden, Retroperistaltik. Verstopfung mit vergeblichem Drang.	Überarbeiteter, geschäftiger Genußmensch. Überempfindlich auf alles (Geräusche, Schmerzen, äußere Sinneseindrücke), Erkältlichkeit, Aufstoßen, Übelkeit.
Phosphorus	Leber mit Blut überfüllt, vergrößert, geschwollen, Neigung zu fetter Degeneration, Ikterus, Pankreatitis.	Scharfe, schneidende Schmerzen, Gefühl von Schwäche u. Leere (goneness) in Kopf, Brust u. Magen. Schlanker großgewachsener Patient, blond oder rötlich, äußerst sensibel, aber verbindlich, graziös. Brennende Schmerzen, kleinkalibrige Stühle, starker Durst nach Kaltem. Neigung zu Heiserkeit u. Aphonie, Schwäche u. Prostration.
Podophyllum	Schmerzen in der Lebergegend gebessert durch Reiben u. Frottieren. Träge Leberfunktion. Pfortaderstauung.	Verlangen nach großen Mengen kalten Wassers. Sodbrennen. Aufgetriebener Bauch. Gefühl von Schwäche im Abdomen (goneness). Heftige Durchfälle mit äußerst voluminösen Stühlen, grünlich, übelriechend, explosiv austretend. Prolapsus recti. Uterusprolaps. Verstopfung mit entfärbten, harten und trockenen Stühlen. Knirscht mit den Zähnen u. hat Verlangen, die Kiefer fest aufeinander zu pressen. Fauler Geschmack im Munde u. brennende Empfindung auf der Zunge.

Psyche	Schlimmer	Besser
Reizbar, Querulant, eifrig, **heftig, ungeduldig,** hypochondrisch.	Geistige Arbeit, Verdruß, nach dem Essen, bes. nach reichlichen Mahlzeiten (Bankette), Geräusche, Wein, Kaffee, trockenes kaltes Wetter.	Ruhe, **Ferien,** beim Liegen, feuchtes Wetter.
Überempfindlichkeit auf äußere Eindrücke (Licht, Geräusche, Gerüche, Berührung), Langsamkeit im Denken, leicht beleidigt, Neigung zu Somnambulismus u. Hellsichtigkeit, strohfeuerhaftes Aufflackern von Sympathiegefühlen, welche aber rasch ins Gegenteil umschlagen können.	Berührung, körperliche u. geistige Anstrengung, **warme Getränke u. Speisen,** Wetterwechsel, Liegen auf der li. Seite, **während eines Gewitters, Dämmerung.**	In völliger Dunkelheit, Rechtsseitenlage, kalte Getränke u. Speisen, frische Luft, Abwaschen mit kaltem Wasser, kurzer Schlaf erfrischt ungemein.
Geschwätzigkeit, Benommenheit.	Morgens früh. Atmosphärische Hitze, während des Zahnens.	Beim Liegen auf dem Bauche, **Frottieren.**

Mittel	Klinisches	Leitsymptome
Sulfur	Druck und Schmerzhaftigkeit in der Lebergegend. Der Patient empfindet das ganze Bauchinnere wie rauh u. schmerzhaft.	Hat immer zu heiß u. muß sich deshalb leicht anziehen, eine Tendenz, welche zwischen 35 u. 50 Jahren meist ins Gegenteil umschlägt. Zu heiße Füße im Bett, muß einen kühlen Platz suchen. Verlangen nach Zucker. Entzündung, Brennen u. Schwellung an den Stellen, wo die Schleimhaut in die Körperhaut übergeht. Wulstige Lippen. Empfindung, als ob das Herz zu groß sei u. in seinen Bewegungen durch den Brustkorb behindert würde. Heißhunger oder Appetitlosigkeit. Säurebeschwerden aller Art. Schwäche mit **Hungergefühl um 11 Uhr.**
Tuberkulinum Kochii	Lebervergrößerung. Toxische Leberstörungen. Träge Leberfunktion. Von der Leber ausgehende Allergien.	**Wechsel der Symptome. Gut indizierte Mittel wirken nicht nachhaltig.** Erkältung bei geringster Zugluft. Abmagerung, Rheumatismus. Abneigung gegen gebratenes Fleisch. Verlangen nach geräuchertem Fleisch u. Milch. Schwächegefühl im Magen (goneness) mit ständigem Hungergefühl. Morgendliche Diarrhoe mit dunkelbraunen stinkenden, sich explosiv entleerenden Stühlen. Dysmenorrhoe. Disposition zu Halsweh, Schnupfen u. Drüsenschwellungen. Chron. Ekzeme u. Akne. Leichte Erschöpfbarkeit. Schlaflosigkeit.

Psyche	Schlimmer	Besser
Unordentlich, der Philosoph in Lumpen, religiöse Melancholie, Abneigung gegen Arbeit, faul.	Ruhe, Stehen, Bettwärme, Waschen, Baden, 11 Uhr, warmes Zimmer.	Trockenes, warmes Wetter, Liegen auf der re. Seite.
Wechselnde Gemütszustände. Verlangen nach Reisen u. Abwechslung, speziell auch auf erotischem Gebiet. Starke Libido mit Potenzschwäche. Angst vor Tieren, bes. Hunden. Bedürfnis, heftige Ausdrücke zu gebrauchen.	Bewegung, Musik, Wetterwechsel, Feuchtigkeit, vor einem Gewitter, Zugluft, morgens früh, nach Schlaf, Stehen.	Abwechslung jeder Art, frische Luft.

Mittel	Klinisches	Leitsymptome
Zincum	Lebervergrößerung u. Verhärtung, Kneifen in den Därmen nach dem Essen.	**Schlaflosigkeit** mit Unruhe in den Beinen, welche ständig bewegt werden müssen. **Sodbrennen, Hungergefühl um 11 Uhr.** Hastiger Esser. Blasse Lippen, Schrunden an den Mundwinkeln, Stuhlverstopfung mit kleinkalibrigen harten Stühlen, Schmerzen im linken Ovarium. **Brennen entlang der Wirbelsäule.** Varizen der unteren Extremitäten. Tickartige **Muskelkontraktionen,** bes. im Gesicht. Muskelzwitschern. Große Empfindlichkeit der Fußsohlen. Schreit auf im Schlaf.

Psyche	Schlimmer	Besser
Nervöse Erschöpfbarkeit, schwaches Gedächtnis, äußerste Empfindlichkeit auf Geräusche. Abneigung gegen Sprechen u. gegen die Arbeit. Wiederholt alles, was man ihm sagt. Angstgefühle. Neigung zur Depression. (Ähnlich wie **Nux vomica**, aber unverträglich mit dem letzteren Mittel.)	Während der Menstruation, durch Berührung, **Wein**, Süßes, von **17 bis 19 Uhr.** Nach dem Essen.	**Während** des Essens. Bei Durchfall, **Schwitzen** u. durch **Wiederauftreten** verdrängter Hauteruptionen.

Leberatrophie

Während im allgemeinen bei allen Erkrankungen mit L e b e r v e r g r ö ß e r u n g die Prognose gut ist, so stellt sich dieselbe wesentlich schlechter bei denjenigen chronischen Leberleiden, die von A t r o p h i e begleitet werden. Das versteht sich insofern von selbst, als Entzündung und Schwellung eine aktive Abwehr des Organismus bedeuten, während Schwund auf einem Mangel an Abwehr beruht, das heißt auf einer Verminderung der Lebenskraft im betreffenden Organ, das infolgedessen den Krankheitsprozeß reaktionslos hinnimmt und schließlich degeneriert. Nichtsdestoweniger gelingt es in der Regel, durch die richtig gewählten homöopathischen Mittel auch diese degenerativen Krankheitsprozesse erheblich zu verlangsamen oder gar zum Stillstand zu bringen, wodurch praktisch bei einem hohen Prozentsatz vollständige Beschwerdefreiheit erzielt wird und das Leben beachtlich verlängert werden kann.

Mittel	Klinisches	Leitsymptome
Aurum metallicum	Brennende Hitze u. schneidende Schmerzen in der Lebergegend, begleitet von äußerst lästigem Übelkeits- u. Elendsgefühl in der Magengrube. Gastralgien.	Plethorischer Typus mit rotem, dickem Gesicht u. Blutstase in den unteren Extremitäten, welche in früheren Stadien außerordentlich kräftig gebaut sind, später aber ödematös werden. Außerordentliche Schwere in den Beinen. Allgemeine Tendenz zur Verhärtung (Zunge, Uterus, Hoden). Empfindung, als ob das Herz stillstehen u. dann wieder mit einem harten Schlag zu schlagen beginnen würde. Übelriechende Ausflüsse (Ozaena) Knochencaries (Nasenbein, Mastoid, Mittelohr), mit **foetidem** Ausfluß u. **nächtlichen** Schmerzen; heftiges Herzklopfen mit Angst und Blutandrang zum Kopf, Herzverfettung. Haarausfall.
Bryonia	Lebergegend geschwollen, schmerzhaft, gespannt. **Stechende** u. brennende Schmerzen, schlimmer bei der geringsten **Bewegung** u. beim **Atmen. Verstopfung,** aber auch Sommerdiarrhoe nach Genuß von Früchten.	Intensiver Durst nach großen Mengen Flüssigkeit auf einmal; **stechende** Schmerzen. Verlangen nach Fleisch.
Calcarea carbonica	Lebergegend schmerzhaft, bes. beim Zusammenkauern, Gallenkolik. Säurebeschwerden.	Vergrößerung der Lymphdrüsen in allen Körperregionen. Dicker untersetzter Typ mit Ellbogenwinkel unter 180°. Saures Aufstoßen mit Magenbrennen, Durchfall mit sauren Stühlen, Kopfschweiße, bes. nachts, oft sauer. Abneigung gegen Milch, Fett, Frostigkeit.

Psyche	Schlimmer	Besser
Schwere Melancholie mit konstanter Neigung zum Suicid. Unbehaglichkeit, stets in Eile. Starkes Verlangen nach geistiger u. körperlicher Tätigkeit; ärgerlich, Querulant, überempfindlich, verträgt insbesondere Widerspruch nicht, welcher ihn aus der Fassung bringt; auch überempfindlich auf **Schmerz**, Gerüche, Geschmackseindrücke sowie auf Geräusche.	Schreck, Ärger, Verdruß; kaltes Wetter; durch Abkühlung; geistige Anstrengung, Winter.	Warme Luft, morgens, warme Kleider, während des Sommers.
Unzufriedener, eiliger, reizbarer Mensch. Fleischesser.	**Bewegung, Tiefatmen, Berührung, Wärme.**	Liegen auf der **kranken Seite, starker Druck, Ruhe,** Kühle, kühle Speisen u. Getränke.
Üble Vorahnungen mit Verschlimmerung gegen Abend, Angst vor Vermögensverlust u. vor Infektionskrankheiten. Langsam im Denken, aber hartnäckig. Wie ein Fels im Meer. Abneigung gegen Arbeit.	Kälte, feuchte Kälte. Kaltes Wasser, Baden, kalt Abwaschen. Morgens früh, während Vollmond.	Trockenes Wetter, Liegen auf der kranken Seite.

Mittel	Klinisches	Leitsymptome
Carbo vegetabilis	Leberschmerzen.	Abdomen außerordentlich aufgetrieben durch Gase, insbesondere die oberen Partien des Bauches, Luftaufstoßen u. Windabgang, welche bessern. Durchfall mit üblem kadaverartigem Geruch, Zunge weiß belegt. Allgemeine Schwäche; außerordentliche **Frostigkeit** u. Kälte, insbesondere der Füße u. Beine bis zum Knie, verträgt aber dabei die Wärme nicht, sondern verlangt nach frischer Luft. Venöse Stase, Cyanose, Prostration.
Chelidonium	Schmerzen in der Lebergegend. Vergrößerte u. druckempfindliche Leber; Gallensteine.	Schmerzen am **rechten unteren Schulterblattwinkel**, nach dem Rücken ausstrahlende Leberschmerzen, Gelbsucht od. subikterische Gelbfärbung vor allem des Zungenbelages, des Gaumens und der Skleren. Verstopfung (Schafskot).
China	Leber u. Milz geschwollen u. schmerzhaft, Ikterus vor allem der Skleren, aber auch der Haut, bes. der Handteller.	Extreme Hautsensibilität auf Berührung. Besser durch intensiven gleichmäßigen Druck. Gasbeschwerden ohne Besserung durch Aufstoßen oder Windabgang. Schlaflosigkeit infolge Gedankenzudranges.
Chionanthus	Leber vergrößert, Abdomen aufgetrieben, Pankreaserkrankungen.	Empfindung, wie wenn ein Knoten um die Därme geschlungen und plötzlich angezogen, alsdann losgelassen würde (Spasmen). Gelbe oder weiße Stühle, meist weich, pastenartig. Zunge belegt. Leberge-

Fortsetzung Seite 176

Psyche	Schlimmer	Besser
Angst vor Geistern und vor Dunkelheit, plötzliches Aussetzen des Gedächtnisses.	Butter, fette Nahrung, Milch, Kaffee u. Wein, Kälte, aber ebenso auch feuchte Wärme u. warme geschlossene Räume, nachts u. abends.	Aufstoßen u. Windabgang, frische Luft.
	Bewegung, Wetterwechsel, frühmorgens; Rechtslateralität.	Nach dem Mittagessen, durch gleichmäßigen Druck.
Apathisch, wortkarg, Ideenzudrang, rücksichtslos.	Berührung, Zugluft, Verlust von Körpersäften, jeden 2. Tag, durch Gefühlserregungen.	Starker, gleichmäßiger Druck, Zusammenkauern, Wärme, aber auch frische Luft.
Apathisch und lustlos.		

Mittel	Klinisches	Leitsymptome
		gend druckschmerzhaft. Urobilinurie u. Diabetes mit Urin von vermehrtem spezifischen Gewicht. Dunkler Urin. Dick gelblich belegte zentrale Furche in der Mitte der Zunge. Gelbe Skleren. Periodizität.
Cuprum metallicum	Keine typischen Leberbeschwerden.	Spastische Krämpfe des Darmes, der Gefäße und der Muskeln (Waden), bläuliche Verfärbung des Gesichts und der Lippen. Beim Trinken fließt die Flüssigkeit mit einem gurgelnden Geräusch in den Magen hinunter. Prostration. Süßlicher od. metallischer Geschmack im Munde. Klonische Krämpfe, beginnend in den Fingern und Zehen, welche sich allmählich auf den ganzen Körper ausbreiten. Äußerst **schwächende** Durchfälle mit Tenesmen u. schwarzem, oft blutigem Stuhl.
Hydrastis	Träge Leberfunktion, Leber druckempfindlich, Gallensteine, ziehende Schmerzen in re. Leiste, in den re. Hoden ausstrahlend. Schnupfen, Sinusitis, Gastritis, Endometritis, Bronchitis.	Reichliche, gelbe, dickflüssige Schleimabsonderung der Schleimhäute. Weiße Zunge mit Brennen wie von Pfeffer und bitterem Geschmack, Nacken- und Lumbosacralrheuma, Verstopfung, mit Kopfweh; Schmerzen bei der Defäkation, auch nachher. Schwache Verdauung, Gastralgie, atonische Dyspepsie. Schmerzen in der Brust, nach der re. Schulter ausstrahlend. Neigung zum Schwitzen. Ekzem der Nacken-Haargrenze.

Psyche	Schlimmer	Besser
Fixe Ideen, hämisch, übelgelaunt, furchtsam, verwechselt die Worte im Gespräch.	Nach Schreck, nach Beleidigung, durch vertriebene Ausschläge, abends vor den Regeln.	Während des Schweißausbruchs; Wiederauftreten vertriebener Hauteruptionen.
Depression, glaubt, sicher zu sterben, und wünscht den Tod herbei.	Brot und Gemüse.	

Mittel	Klinisches	Leitsymptome
Lachesis	Höchste Druckempfindlichkeit der Lebergegend. Kann den Kleiderdruck nicht ertragen. Aufgetriebener Bauch. Gelbsucht, vor allem gelbe Skleren.	Kehlkopfempfindlichkeit auf Berührung. Muß den Halskragen offen tragen. Linkslateralität. Schmerzen gehen von links nach rechts.
Lycopodium	Atrophische Form von Hepatitis, Schmerzen von der Leber zum Rücken ausstrahlend, schlimmer auf Druck, von re. nach li. im Abdomen verlaufend.	Rechtslateralität, außerordentliche Gasbeschwerden, roter Sand im Urin, empfindlich auf Kleiderdruck und auf kalte Getränke. Verlangen, heiß zu essen und zu trinken. Verlangen nach Süßem, nach mäßiger Wärme.
Mercurius	Leber vergrößert, empfindlich auf Berührung, verhärtet, Gelbsucht, mangelnde Gallensekretion.	Neigung zu Anginen, Mundtrockenheit oder Salivation, übelriechender Speichel und übler Mundgeruch, Zunge pappig mit Zahneindrücken, Neigung zu Durchfällen mit Tenesmen u. Abgang von wenig Stuhl, was nicht bessert. Brennende, ätzende Leukorrhoe, Eiterungen aus Ohren und Mandeln. Abscesse in allen möglichen Organen, Neigung zu Geschwürsbildung auf Zunge, Wangen und im Hals mit profusem Speichelfluß. Zittern der Extremitäten, besonders der Hände.
Muriatis acidum	Unbehaglichkeit im ganzen Bauche, mit dem Gefühl, er habe eine ernstliche Krankheit. Aufgetriebenheit, krampfartige, schneidende und kneifende	Übelkeit vor allem nachts, Leeregefühl im Magen (goneness), krampfartige Schmerzen in den Hypochondrien. Große allgemeine Schwäche mit Herab-

Fortsetzung Seite 180

Psyche	Schlimmer	Besser
Unruhe, Schwatzhaftigkeit, fanatisch, religiöse Wahnideen.	Nach Schlaf, am frühen Morgen, Kleiderdruck, feuchtwarmes Wetter, saure Speisen, Alkohol, Sonne, Frühling und Herbst, vor den Menses.	Kühles Wetter, alle Ausflüsse, Stuhlentleerung u. Schweiße, Regelfluß.
Verlangen nach Alleinsein, möchte aber doch jemanden in der Nähe haben, der ihn aber nicht stört. Reizbar, melancholisch, Mangel an Selbstvertrauen und Angstgefühle beim Alleinsein; empfindlich auf Geräusche; leicht verstimmt.	Zwischen 16 u. 20 Uhr. Hitze oder sehr warmes Zimmer, Kleiderdruck am Abdomen.	Durch Bewegung, durch warme Speisen und Getränke, mäßige Wärme.
Gedächtnisschwäche. Mißtrauisch, Willensschwäche. Angst, den Verstand zu verlieren. Langsam im Antwortgeben.	**Nachts**, feuchtes Wetter, Wetterwechsel, bes. im Herbst, nach warmen Tagen u. darauffolgenden kalten, feuchten Nächten. Rechtsseitenlage; durch und nach Schwitzen; warmes Zimmer, Bettwärme.	
Reizbar, verdrießlich, zu Ärger und Depression disponiert, dabei Unruhe und Schwindel.	Feuchtes Wetter, vor Mitternacht, Berührung, Liegen auf der re. Seite.	Linksseitenlage.

Mittel	Klinisches	Leitsymptome
	Schmerzen, welche vom Nabel nach allen Seiten, insbesondere aber gegen die Lebergegend ausstrahlen u. begleitet sind von Darmkollern. Gallenbrechen.	sinken des Unterkiefers im Bett u. Herunterrutschen vom Kissen im Bett infolge der Schwäche (nur in schwereren Fällen). Mund und Anus bes. affiziert. Im Mund: Aphthen, Ulcerationen, schwarze oder dunkle Verfärbung des Zungengrundes, fauliger Atem. Schwellung des Zahnfleisches. Abneigung gegen Fleisch, kann dasselbe weder sehen noch riechen. Hämorrhoiden, stark geschwollen, bläulich verfärbt, außerordentlich empfindlich und schmerzhaft. Unwillkürlicher Stuhlabgang während des Wasserlassens.
Natrium muriaticum	Leberanamnese, aber keine typischen Leberbeschwerden.	Landkartenzunge, starker Durst. Verlangen nach Salz. Verstopfung. Kopfweh tagsüber, Hämmern oder wie wenn der Kopf zerspringen wollte, Nietnägel, Haut um den Nagel herum trocken u. gesprungen, Ekzeme an der Haarnackengrenze u. an den Handflächen.
Natrium sulfuricum	Leber druckempfindlich, scharfe stechende Schmerzen in der Lebergegend, verträgt Kleiderdruck nicht, chronischer Duodenalkatarrh.	Verstopfung, mit Gasaufblähung des Colon ascendens und Spannungsschmerz, Gasauftreibung des Abdomens, Asthma, schlimmer durch feuchtes Wetter, postprandiale Durchfälle, Ausflüsse grünlich, dick, festhaftend.

Psyche	Schlimmer	Besser
Deprimiert, Neigung zu stillem Kummer, reizbar. Wird wütend wegen Kleinigkeiten. Ungeschickt, läßt Dinge fallen. Widerspruchsgeist, abwechselndes Lachen und Weinen.	10 bis 11 Uhr. Durch Trost u. Zuspruch; an der Meeresküste, Sonne, strahlende Wärme (Heizkörper), geistige Anstrengung, Lesen, Schreiben, Gemütserregungen; feine Handarbeiten.	Frische Luft. Kaltes Baden in Süßwasser, Abwechslung, bes. im Essen, Liegen auf der rechten Seite.
Melancholie, Musik macht den Patienten traurig, Lebensüberdruß mit Suicidgedanken, will nicht sprechen noch angesprochen werden.	Feuchtigkeit in jeder Form, Ruhe, Liegen.	Trockenes Wetter, gleichmäßiger Druck, ständiger Wechsel der Lage, frische Luft.

Mittel	Klinisches	Leitsymptome
Nitri acidum	Leberschmerzen mit Gelbsucht.	Verlangen nach Fetten u. Salz. Durchfälle, Entzündungen überall dort, wo die Schleimhaut sich mit der Haut vereinigt (Lippen, Nasenlöcher, After). Schmerzen wie von Splittern. Dunkler Urin mit Geruch wie Pferdeharn; saubere Zunge mit Furche im Zentrum. Neigung zu hellroten Blutungen; stinkender Fußschweiß, blumenkohlartige Warzen.
Nux vomica	Leber plethorisch, gespannt, was begleitet ist von Stichen und Druckempfindlichkeit. Gasbeschwerden, Retroperistaltik. Verstopfung mit vergeblichem Drang.	Überarbeiteter, geschäftiger Genußmensch. Überempfindlich auf alles (Geräusche, Schmerzen, äußere Sinneseindrücke). Erkältlichkeit, Aufstoßen. Übelkeit.
Phosphorus	Leber mit Blut überfüllt, vergrößert, geschwollen, Neigung zu fettiger Degeneration, Ikterus, Pankreatitis.	Scharfe, schneidende Schmerzen, Gefühl von Schwäche u. Leere (goneness) in Kopf, Brust und Magen. Schlanker, großgewachsener Patient, blond oder rötlich, äußerst sensibel, aber verbindlich, graziös. Brennende Schmerzen, kleinkalibrige Stühle, starker Durst nach Kaltem. Neigung zu Heiserkeit u. Aphonie; Schwäche und Prostration.
Plumbum	Keine typischen klinischen Symptome von seiten der Leber.	Heftige kolikartige Schmerzen im Abdomen mit der Empfindung, wie wenn die Bauchdecke gegen die Wirbelsäule gezogen würde. Verstopfung mit harten schafkotähnlichen Stüh-

Fortsetzung Seite 184

Psyche	Schlimmer	Besser
Reizbar, nachträgerisch, rachsüchtig, hartköpfig. Empfindlich auf Geräusche, Berührung, Erschütterung; Angst zu sterben.	Abends u. nachts, heißes Wetter, aber auch kaltes Klima.	Beim Wagenfahren.
Reizbar, streitsüchtig, eifrig, heftig, ungeduldig. hypochondrisch, zornmütig.	Geistige Arbeit, Verdruß, Geräusch, Lärm, nach dem Essen, bes. durch reichliche Mahlzeiten, **Wein, Kaffee, trockenes kaltes Wetter.**	Ruhe, Ferien, beim Liegen, feuchtes Wetter.
Überempfindlichkeit auf äußere Eindrücke (Licht, Geräusche, Gerüche, Berührung). Langsamkeit im Denken, leicht beleidigt, Neigung zu Somnambulismus u. Hellsichtigkeit, strohfeuerhaftes Aufflackern von Sympathiegefühlen, aber rasch abklingend oder wechselnd. Labil.	Berührung, körperliche u. geistige Anstrengung, **warme Getränke und Speisen, Wetterwechsel,** Liegen auf der li. Seite, **während eines Gewitters, Dämmerung.**	In völliger Dunkelheit, Rechtsseitenlage, kalte Getränke und Speisen, frische Luft, Abwaschen mit kaltem Wasser, kurzer Schlaf erfrischt ungemein.
Depression, Angst, ermordet zu werden. Wahrnehmung vermindert und verlangsamt. Gedächtnisverlust, Apathie.	Nachts, durch Bewegung.	Durch Frottieren, Druck, körperliche Bewegung.

Mittel	Klinisches	Leitsymptome
		len, dazu vergeblicher Drang. Heftige Schmerzen bei der Stuhlentleerung infolge Spasmen der Sphinktermuskulatur. Impotenz. Bei Frauen Vaginismus. Chron. interstitielle Nephritis. Paralyse einzelner Muskeln, insbesondere der Fingerextensoren. Schmerzen während der Nacht in der re. großen Zehe. Muskelatrophien. Pupille kontrahiert. Blaue, linienförmige Verfärbung am Rande des Zahnfleisches.
Sulfur	Druck u. Schmerzhaftigkeit in der Lebergegend. Der Patient empfindet das ganze Bauchinnere wie rauh u. schmerzhaft.	Hat immer zu heiß und muß sich deshalb leicht anziehen, eine Tendenz, welche zwischen 35 und 50 Jahren oft ins Gegenteil umschlägt. Zu heiße Füße im Bett, muß einen kühlen Platz suchen. Verlangen nach Zucker. Entzündung, Brennen u. Schwellung an den Stellen, wo die Schleimhaut in die Körperhaut übergeht. Wulstige, hochrote Lippen. Empfindung, als ob das Herz zu groß sei u. in seinen Bewegungen durch den Brustkorb behindert würde. Heißhunger od. Appetitlosigkeit. Säurebeschwerden aller Art. Schwäche mit Hungergefühl um 11 Uhr.

Psyche	Schlimmer	Besser
Unordentlich, der Philosoph in Lumpen, religiöse Melancholie, Abneigung gegen Arbeit, faul.	Ruhe, Stehen, durch Bettwärme, Waschen, Baden, 11 Uhr, warmes Zimmer.	Trockenes, warmes Wetter, Liegen auf der rechten Seite.

Leberabsceß

Man wird nicht oft in die Lage kommen, Leberabscesse zu behandeln, da dieselben ja grundsätzlich der Chirurgie angehören. Immerhin sieht man durch homöopathische Behandlung oft geradezu unglaublich erscheinende Resorptionen von Abscessen, so daß es in den Fällen, wo keine Lebensgefahr besteht, meines Erachtens doch erlaubt ist, zunächst einen Versuch mit Homöopathie auch bei dieser Krankheit zu machen, indem selbstverständlich eine homöopathische Behandlung nicht nur für den Patienten viel weniger unangenehm, sondern auch ungefährlich ist und dazu keinerlei Nachteil zur Folge hat wie etwa Fisteln, Verwachsungen und dergleichen, welche ja bei chirurgischer Behandlung nicht selten auftreten.

Mittel	Klinisches	Leitsymptome
Fluoris acidum	Druckgefühl auf der Leber oder Gefühl von Wundschmerz.	Völle und Druck wie von einem Stein in der Magengrube, schlimmer zwischen den Mahlzeiten. Hitzegefühl im Magen, bes. wenn dieser leer ist. Abneigung gegen Kaffee. Verlangen nach erfrischenden Getränken u. stark gewürzten Speisen. Ständiger Hunger. Die Patienten sehen viel älter aus, als ihrem Alter entspricht. Varicenbildung u. Ulcus varicosum, aber auch Venektasien um die Nasenflügel herum und an anderen Körperstellen. Hämangiome. Knochennekrosen u. Caries, bes. der langen Röhrenknochen. Empfindung, wie wenn ein Wind durch die Augen blasen würde. Hautjucken, bes. dort, wo die Haut in die Schleimhaut übergeht (Lippen, After). Regeln zu stark, zu häufig und zu lang dauernd, Haarausfall. Hoden- u. Drüsenschwellungen.
Hepar sulfuris	Stechende Leberschmerzen, bes. beim Gehen, Husten, Atmen oder Berühren. Leberabsceß, Abdomen aufgetrieben.	Extreme Empfindlichkeit gegen kalte Luft. Extreme Frostigkeit. Empfindlichkeit auf Berührung. Stuhl entfärbt. Hustenneigung. Splittergefühl im Hals.
Kalium carbonicum	Stiche in der Lebergegend, schlimmer beim Einatmen. Gelbsucht. Vergrößerte Leber.	Frostig, kitzlig, Verlangen nach Süßem, **Angst** in der **Magengegend** mit Gefühl, als ob der Magen voll **Wasser** wäre. Sehr **großkalibrige** Stühle mit **Verstopfung**. Rücken-

Fortsetzung Seite 190

Psyche	Schlimmer	Besser
Indifferenz, Mangel an Verantwortlichkeitsgefühl, dabei aufgeräumt und fröhlich.	Wärme, morgens warme Getränke.	Kälte, bei mäßiger körperlicher Bewegung (Gehen).
Ärgerlich, gerät außer sich bei der geringsten Unstimmigkeit. Hypochondrisch, unbegründete Angst.	Frische Luft, beim Abdecken, kalte Speisen u. Getränke. Liegen auf der kranken Seite. Berührung. Trockene, kalte Luft. Trockenheit.	Wärme, **Regenwetter** u. **Feuchtigkeit** im allgemeinen.
Reizbar, voller Angstgefühle, Abneigung gegen Alleinsein; stets unruhig u. mißvergnügt, hartnäckig u. überempfindlich auf Schmerz, Geräusche u. Berührung.	Kaltes Wetter, nach Coitus, 3 Uhr. Liegen auf der li. oder auf der schmerzhaften Seite.	Warmes Wetter, tagsüber, bei Bewegung außer beim Atmen.

Mittel	Klinisches	Leitsymptome
		schmerzen nach dem Essen. Regeln zu f r ü h und zu s t a r k oder zu spät und zu schwach.
Lachesis	Höchste Druckempfindlichkeit der Lebergegend. Kann den Kleiderdruck nicht ertragen. Aufgetriebener Bauch. Gelbsucht, vor allem gelbe Skleren.	Kehlkopfempfindlichkeit auf Berührung. Muß den Halskragen offen haben. Linkslateralität. Schmerzen gehen von links nach rechts.
Lycopodium	Schmerzen von der Leber zum Rücken ausstrahlend, schlimmer auf Druck; von re. nach li. im Abdomen verlaufend.	Rechtslateralität, außerordentliche Gasbeschwerden, roter Sand im Urin, empfindlich auf Kleiderdruck u. auf kalte Getränke. Verlangen, heiß zu essen u. zu trinken. Verlangen nach Süßem, nach mäßiger Wärme.
Mercurius corrosivus	Schmerzen in der Leber und in der re. Schulter, oft wie Stiche. Abdomen aufgetrieben, druckempfindlich auf die leiseste Berührung. Lanzinierende Schmerzen in der li. Inguinalgegend u. in den li. Inguinaldrüsen.	Durchfall, bes. im Sommer, begleitet von Tenesmen, welche durch Stuhlgang nicht gebessert werden. Stuhl spärlich, blutig-schleimig u. sehr übelriechend, oft bedeckt von Membranen. Tenesmen auch in der Blase mit intensivem Brennen in der Harnröhre; hat das Gefühl, heißen Urin zu entleeren, der meist spärlich ist; in schwereren Fällen sogar Anurie.
Nux vomica	Leber vergrößert, gespannt, was begleitet ist von Stichen u. Druckempfindlichkeit. Gasbeschwerden, Retroperistaltik. Verstopfung mit vergeblichem Drang.	Überarbeiteter, geschäftiger Genußmensch; überempfindlich auf alles (Geräusche, Schmerzen, äußere Sinneseindrücke). Erkältlichkeit, Aufstoßen, Übelkeit.

Psyche	Schlimmer	Besser
Schwatzhaftigkeit, fanatisch, religiöse Wahnideen, Unruhe.	Nach Schlaf, am frühen Morgen, Kontakt, Kleiderdruck, feuchtwarmes Wetter, saure Speisen, Alkohol, Sonne, Frühling u. Herbst; vor den Menses.	Kühles Wetter, Ausflüsse und Stuhlentleerung, Regelfluß.
Verlangen nach Alleinsein, möchte aber doch jemand in der Nähe haben, der ihn aber nicht stört. Reizbar, melancholisch, Mangel an Selbstvertrauen u. Angstgefühle beim Alleinsein; empfindlich auf Geräusche; leicht verstimmt.	Zwischen 16 u. 20 Uhr. Hitze oder sehr warmes Zimmer, Kleiderdruck am Abdomen.	Durch Bewegung, durch warme Speisen und Getränke, mäßige Wärme, frische Luft.
Ängstlichkeit, welche am Schlafen hindert. Benommenheit, deprimiert, schlecht gelaunt, nichts gefällt ihm. Mißmut abwechselnd mit außerordentlicher Fröhlichkeit.	Abends, nachts, saure Speisen.	Ruhe.
Reizbar, streitsüchtig, eifrig, **heftig, ungeduldig,** hypochondrisch, zornmütig.	Geistige Arbeit, Verdruß, nach Essen, bes. durch reichliche Mahlzeiten, Geräusch, Wein, Alkohol, Kaffee, trockenes kaltes Wetter.	Ruhe, Ferien, beim Liegen, feuchtes Wetter.

Mittel	Klinisches	Leitsymptome
Silicea	Schwellung u. Verhärtung der Lebergegend. Empfindung, wie wenn ein Geschwür dort säße, Schmerzen verstärkt durch Berührung, Bewegung, Rechtsseitenlage u. tiefes Einatmen.	Äußerst frösteliger Patient. Übelriechende Fußschweiße, Kopfschweiß nachts. Weiße Flecken auf den Fingernägeln. Stuhlverstopfung, schlimmer vor u. während der Regeln infolge von Trägheit des Rectums. Der Stuhl schlüpft nach teilweisem Hinauspressen wieder zurück. Drüsenschwellungen u. Eiterungen.

Psyche	Schlimmer	Besser
Ängstlich, nervös und erregbar. Äußerst empfindlich auf äußere Eindrücke, dabei aber hartköpfig, insbesondere im Kindesalter. Mangel an Selbstvertrauen, hat ständig das Gefühl, daß er für seine Aufgaben nicht genügend vorbereitet od. ihnen nicht gewachsen sei. Wenn er sich dann aber daran macht, geht es viel besser, als er vorher geglaubt hatte. Kinder haben Angst, in die Schule zu gehen, aus Furcht, ihre Aufgaben nicht gründlich genug gemacht zu haben.	Neumond, morgens, durch kalte Waschungen, während der Regeln, durch Abdecken, Kälte, Feuchtigkeit, Linksseitenlage.	Wärme, warmes Einhüllen des Kopfes, Sommer, bei feuchtem Wetter.

Gallensteinkolik

Mittel	Klinisches	Leitsymptome
Baptisia	Akute Schmerzen in der Leber- und Gallenblasengegend, schlimmer beim Gehen. Ziehen und Schwere in der Lebergegend.	Prostration. Ausflüsse übelriechend, ebenso die Atemluft u. der Schweiß. Zerschlagensein und Muskelschmerzen überall, Stupor. Weißer Zungenbelag mit roten Papillen.
Belladonna	Extreme Druckempfindlichkeit der Leber, begleitet von Stichen auf der li. Seite des Bauches; Abdomen aufgetrieben, insbesondere das Colon transversum ist gebläht, wulstig vorstehend und palpabel, sehr akute Entzündung der Leber, Gallengänge und Gallenblase.	**Plötzlichkeit** des Auftretens. Auslösende Ursachen: Erschütterung, Erkältung, Sonnenbestrahlung. Plethorischer Habitus mit rotem Kopfe u. Blutandrang zum Kopfe, Lymphdrüsenschwellungen; Schweiße.
Berberis	Gallensteinkolik gefolgt von Gelbsucht.	Entfärbte Stühle; Schmerzen in der Nierengegend, welche den Ureter entlang zur Blase verlaufen. Bleiches, erdiges Gesicht mit eingesunkenen Wangen u. blauen Augenringen. Rheumatische u. gichtische Symptome, begleitet von Nierensteinen, Nierenbecken- u. Blasenerkrankungen. Urin grünlich mit dickem Schleim, oft auch rötliches Sediment.
Bryonia	Lebergegend geschwollen, schmerzhaft gespannt, Gallenkolik. **Stechende** od. brennende Schmerzen, schlimmer bei der **geringsten Bewegung** u. beim Atmen. Verstopfung; aber auch Sommerdiarrhoe nach Genuß von Früchten.	Intensiver Durst nach großen Mengen Flüssigkeit auf einmal; **stechende** Schmerzen.

Psyche	Schlimmer	Besser
Indifferenz, Unmöglichkeit der Konzentration. Abneigung, irgend etwas anzufangen. Halluzinationen, insbesondere, daß er zerstückelt sei und seine Glieder im Bett zusammensuchen müsse (bei Fieber).	Gehen, beim Bewegen, frische Luft, beim Liegen auf der schmerzhaften Seite. Kalte Winde.	
Psychische Funktionen erhöht, bes. erhöhte Sensibilität u. Impressionabilität, sieht Geister, schreckliche Gesichter, schwarze Tiere, fürchtet sich vor eingebildeten Dingen. Unruhe, Neigung, aus der gewohnten Umgebung zu **entfliehen**. Dies alles kann sich bis zum Delirium steigern.	Erschütterung, Bewegung, Luftzug, am späten Nachmittag, nachts, Sonne.	Ruhe, Aufrechtstehen oder Sitzen, im warmen Zimmer.
	Gehen, Bewegung, Wagenfahren, Erschütterung.	
Unzufriedener, eiliger, reizbarer Mensch. Fleischesser.	Jede Bewegung. Atmen, Berührung, Wärme.	Liegen auf der **kranken** Seite, starker Druck, Ruhe, Kühle, kühle Speisen und Getränke.

Mittel	Klinisches	Leitsymptome
Calcarea carbonica	Lebergegend schmerzhaft, bes. beim Zusammenkauern, Gallenkolik.	Vergrößerung der Lymphdrüsen in allen Körperregionen. Dicker untersetzter Typ mit Ellbogenwinkel unter 180°. Saures Aufstoßen mit **Magenbrennen,** Durchfall mit **sauren** Stühlen, Kopfschweiße, bes. während der **Nacht,** Abneigung gegen Milch und Fett. Frostigkeit. Kalte Füße beim Zubettgehen, welche später zu heiß werden.
Carduus marianus	Schmerzen in der Lebergegend u. im li. Leberlappen, begleitet von Verstopfung. Feuchte Haut, Gelbsucht, Gallenkoliken.	Bitterer Geschmack, gefurchte Zunge, Übelkeit u. Erbrechen von Galle. Stiche in der Magengrube, bes. auf der linken Seite.
Chamomilla	Spannung und Ziehen in den Hypochondrien, Gelbsucht nach Ärger, Gallensteinkolik, ungebärdige Schmerzen bei äußerster **Schmerzüberempfindlichkeit.**	Eine Wange heiß u. rot, die andere bleich u. kalt. Überempfindlichkeit auf frische Luft, speziell Wind. Schmerzen, welche den Patienten aus dem Bett treiben. Schlaflosigkeit nachts mit Schläfrigkeit tagsüber. Brennende Sohlen nachts mit dem Verlangen, einen frischen Platz zu suchen. Krämpfe aller Art. Durchfälle, bes. während des Zahnens mit grünen wässerigen, reizenden Stühlen, die sehr übelriechend sind.
Chelidonium	Schmerzen in der Lebergegend. Vergrößerte und druckempfindliche Leber, Gallenkoliken.	Schmerzen am **re. unteren Schulterblattwinkel.** Nach dem **Rücken** ausstrahlende Leberschmerzen. Gelbsucht od. subikterische Gelbfärbung,

Fortsetzung Seite 200

Psyche	Schlimmer	Besser
Üble Vorahnungen mit Verschlimmerung gegen Abend; Angst vor Vermögensverlust, vor Infektionskrankheiten. Langsam im Denken, aber hartnäckig. Wie ein Fels im Meer. Abneigung gegen Arbeit.	Kälte, feuchte Kälte. Kaltes Wasser, Baden, kalt Abwaschen. Morgens früh, während Vollmond.	Trockenes Wetter, Liegen auf der kranken Seite.
Vergeßlich, indolent, indifferent.		
Reizbar, überempfindlich, heftig, cholerisch, leicht erregbar, ungeduldig, Abneigung gegen Sprechen u. Antworten.	Hitze, Ärger, abends und vor Mitternacht, frische Luft, kalte Winde, nach dem Essen.	Durch Herumtragen, Fasten, mäßige Wärme, warmes feuchtes Wetter.
	Bewegung, Wetterwechsel, frühmorgens, Rechtslateralität.	Nach dem Mittagessen, durch gleichmäßigen Druck.

Mittel	Klinisches	Leitsymptome
		vor allem des Zungenbelages, des Gaumens u. der Skleren. Verstopfung (Schafkot).
China	Leber u. Milz geschwollen u. schmerzhaft, Ikterus vor allem der Skleren, aber auch der Haut. Gallenkolik.	Extreme Hautsensibilität auf Berührung, besser durch intensiven gleichmäßigen Druck. Gasbeschwerden ohne Besserung durch Aufstoßen od. Windabgang. Schlaflosigkeit.
Chionanthus	Leber vergrößert, Abdomen aufgetrieben. Gallenkoliken, Pankreatitis.	Empfindung, wie wenn ein Knoten um die Därme geschlungen und plötzlich angezogen, alsdann losgelassen würde (Spasmen). Stühle, meist weich, pastenartig. Zunge belegt. Lebergegend druckschmerzhaft. Urobilinurie und Diabetes mit Urin von vermehrtem spezifischem Gewicht. Dunkler Urin. Dick gelblich belegte Furche in der Mitte der Zunge. Gelbe Skleren. Periodizität.
Chloralum	Gallensteinkoliken.	Morgendliche Kopfschmerzen, bes. im Vorderhaupt; schlimmer durch Bewegung, besser in frischer Luft. Urticaria oder Hauterytheme, welche beide durch alkoholische und heiße Getränke **verschlimmert** werden. Herzklopfen, Schmerzen in den Sehnen und Extensoren. Hautjucken. Dyspnoe mit Beengungs- u. Zusammenschnürungsgefühl der Brust. Asthma.

Psyche	Schlimmer	Besser
Apathisch, wortkarg, Ideenzudrang, rücksichtslos.	**Berührung, Zugluft, Verlust von Körpersäften,** jeden 2. Tag; durch Gefühlserregungen.	Starker, gleichmäßiger Druck, Zusammenkauern. Warme, aber auch frische Luft.
Apathisch und lustlos.		
Emotionelle Erregbarkeit. Nächtliche Schreckhaftigkeit der Kinder. Halluzinationen und schreckliche Träume.	Nach warmen Getränken, durch Stimulantien, nach dem Essen, nachts.	

Mittel	Klinisches	Leitsymptome
Dioscorea	Gallen- u. Darmkoliken, meist in regelmäßigen Paroxismen auftretend. Im Darm, wie wenn eine Hand die Darmschlingen quetschen würde.	Gasbeschwerden nach dem Essen, zwickende Schmerzen um den Nabel herum. Trockener Mund morgens mit bitterem Mundgeschmack und belegter Zunge ohne Durst. Aufstoßen von Gas in großen Mengen. Sinkendes Gefühl im Magen (goneness). Abdominelle Schmerzen strahlen plötzlich in weit entfernte Gegenden aus, z. B. in die Extremitäten, Finger u. Zehen. Darmkollern; Angina pectoris; Schmerzen vom Sternum nach den Armen ausstrahlend, übelriechender Schweiß am Scrotum und in der Schamgegend bei Männern. Kolikartige Schmerzen in der Uterusgegend.
Ipecacuanha	Gallensteinkolik. Kneifende Schmerzen in beiden Hypochondrien und am Mageneingang.	Nausea mit starkem Speichelfluß u. Erbrechen von weißem Schleim in großen Mengen ohne Erleichterung, dabei saubere Zunge. Empfindung, der Magen sei schlapp, er hänge wie ein Sack im Bauche. Grasgrüner Stuhl mit weißem Schleim bedeckt, oft auch schaumig. Herbstdurchfälle. Gebärmutterblutungen aktiv oder passiv, das Blut ist hellrot. Schneidende Schmerzen quer durch den Bauch ziehend, u. zw. von li. nach re. Trockener, spastischer Husten mit asthmatischen Beschwerden. Kurzatmigkeit.

Fortsetzung Seite 204

Psyche	Schlimmer	Besser
Bezeichnet die Dinge mit falschen Namen.	Abends u. nachts beim Niederlegen und Zusammenkauern.	Aufrechtstehen, Rückwärtsneigen, Bewegung in frischer Luft, durch Druck.
Reizbar, alle möglichen Wünsche, ohne recht zu wissen, was er verlangen will.	Periodisch jeden 2. Tag. Feuchte Wärme, warmer Wind. Liegen. Kalbfleisch. Im Winter u. bei trockenem kaltem Wetter, Bewegung.	

Mittel	Klinisches	Leitsymptome
		Dyspepsie jeden 2. Tag um dieselbe Stunde. Überempfindlichkeit auf heiß und kalt.
Iris versicolor	Kolikschmerzen in der Lebergegend, schlimmer bei Bewegung, oft gegen das Pankreas ausstrahlend.	Brennende Schmerzen im Bereich des ganzen Darmkanals vom Munde bis zum After. Erbrechen von saurem Mageninhalt, manchmal von blutigem Schleim. Übelkeit, Appetitmangel. Brennen des Mundes u. der Zunge, Speichelfluß, Kopfweh des Vorderhaupts, begleitet von Übelkeit und von einem Schleier oder einem Nebel vor den Augen. Ohrensausen mit vermindertem Gehör.
Kalium bichromicum	Stechende Leberschmerzen nach dem Rücken ausstrahlend. Gastritis. Fettige Leberdegeneration, Bronchitis.	Schleimhautkatarrhe mit dickem, zähflüssigem, fadenziehendem, meist gelblichem Schleim. Fette Konstitution. Knochen- u. Gelenkschmerzen, wandernd, mit Krepitation. Alternierende Magen- und Gelenkschmerzen. Landkartenzunge oder rote, glänzende Zunge. Übelkeit, Verlangen nach Bier, welches verschlimmert. Kältegefühl in der Herzgegend. Akne.
Kalium carbonicum	Stiche in der Lebergegend, schlimmer beim Einatmen. Gelbsucht.	Frostig, kitzlig, Verlangen nach Süßem. Angst in der Magengegend mit dem Gefühl, als ob der Magen voll Wasser wäre. Sehr großkalibrige Stühle mit Verstopfung. Rückenschmerzen **nach dem Essen**. Regeln zu früh u. zu stark oder zu spät u. zu schwach.

Psyche	Schlimmer	Besser
	Abends und nachts bei Ruhe.	Bewegung.
	Kälte, aber auch Hitze, Bier, Umkleiden, nachts.	Mittlere Wärme.
Reizbar, voller Angstgefühle, Abneigung gegen Alleinsein, stets unruhig und mißvergnügt, hartnäckig, überempfindlich auf Schmerz, Geräusche u. Berührung.	Kaltes Wetter, nach Coitus, 3 Uhr, Liegen auf der linken oder der schmerzhaften Seite.	Warmes Wetter, tagsüber, bei Bewegung außer beim Atmen.

Mittel	Klinisches	Leitsymptome
Lachesis	Höchste Druckempfindlichkeit der Lebergegend. Kann den Kleiderdruck nicht ertragen. Aufgetriebener Bauch. Gelbsucht, vor allem gelbe Skleren.	Kehlkopfempfindlichkeit auf Berührung. Muß den Halskragen offen haben. Linkslateralität. Schmerzen gehen von li. nach re.
Leptandra	Gallenkolik oder dumpfe Leberschmerzen, insbesondere in der Gegend der Gallenblase, oft auch Schmerzen in den hinteren Teilen der Leber, gegen die Wirbelsäule ausstrahlend. Periodische Leberbeschwerden alle 2 oder 3 Monate.	Abwechselndes Auftreten von entfärbten und dann wieder von pechschwarzen Stühlen. Bei Gelbsucht entfärbte, sonst sehr dunkle Stühle. Gelb belegte Zunge. Dumpfes frontales Kopfweh, begleitet von Schwindel, Schläfrigkeit u. Depression. Brennen in den Augen.
Lithium carbonicum	Druckgefühl u. heftige Schmerzen in der Lebergegend. Gallenkolik. Gasauftreibung des Abdomens. Heftige querverlaufende Schmerzen im Oberbauch.	Nagende Schmerzen im Magen, schlimmer vor dem Essen, besser beim Essen. Übelkeit mit Druck in der Schläfengegend u. Kopfweh, Säurebeschwerden des Magens. Völlegefühl in der Cardia mit Unverträglichkeit des Kleiderdrucks. Chron. Rheumatiker mit Schmerzen in allen Gelenken. Hautjucken um die Gelenke herum. Die rheumatischen Beschwerden sind begleitet von Schmerzen in der Herzgegend. Dumpfe Stiche in der Herzgegend, oft begleitet von Schmerzen in der Blase vor dem Wasserlassen. Herzflattern, Kopfschmerz, welcher beim Essen verschwindet. Zusammenschnürungsgefühl am Kopf, Gichttophi.

Psyche	Schlimmer	Besser
Schwatzhaftigkeit, fanatisch, religiöse Wahnideen.	Nach Schlaf, am frühen Morgen, Kontakt, Kleiderdruck, feuchtwarmes Wetter, saure Speisen, Alkohol, Sonne, Frühling u. Herbst, vor den Regeln.	Kühles Wetter, Ausflüsse u. Stuhlentleerung, nach Erscheinen der Regeln, Schweiße.
Schläfrig und reizbar.	Bewegung. Feuchtes Wetter. Trinken von kaltem Wasser.	Nach dem Frühstück, nach Stuhlgang.
Schlechtes Gedächtnis für Namen. Weint über sich selbst. Ängstlichkeit. Verzweifelte Stimmung, bes. nachts.	Morgens, Rechtslateralität. Vor dem Essen, Vorwärtsbücken. Bewegung.	Beim Essen, nach Wasserlassen, Ruhe mit Ausnahme des Kopfwehs, welches sich durch Bewegung bessert.

Mittel	Klinisches	Leitsymptome
Lycopodium	Atrophische Form von Hepatitis, Schmerzen von der Leber gegen den Rücken ausstrahlend, schlimmer auf Druck, von re. nach li. im Abdomen verlaufend.	Rechtslateralität, außerordentliche Gasbeschwerden, roter Sand im Urin, Abdomen empfindlich auf Kleiderdruck; Unverträglichkeit von kalten Getränken. Verlangen, heiß zu essen u. zu trinken. Verlangen nach Süßem, nach mäßiger Wärme.
Natrium sulfuricum	Leber druckempfindlich, scharfe stechende Schmerzen in der Lebergegend, verträgt Kleiderdruck nicht, chron. Duodenalkatarrh.	Verstopfung, mit Gasaufblähung des Colon ascendens u. Spannungsschmerz. Gasauftreibung des Abdomens, Asthma. Schlimmer durch feuchtes Wetter. Postprandiale Durchfälle. Ausflüsse grünlich, dick, festhaftend.
Nux vomica	Leber plethorisch, gespannt, was begleitet ist von Stichen u. Druckempfindlichkeit. Gasbeschwerden, Retroperistaltik. Verstopfung mit vergeblichem Drang.	Überarbeiteter, geschäftiger Genußmensch, überempfindlich auf alles (Geräusche, Schmerzen, äußere Sinneseindrücke). Erkältlichkeit, Aufstoßen, Übelkeit.
Podophyllum	Aufgetriebener Bauch mit Hitze und Gefühl von Leere (goneness). Lebergegend schmerzhaft. Gasauftreibung, bes. im Colon ascendens.	Durchfall mit außerordentlich voluminösen, stinkenden Stühlen. Empfindung von Herabsinken des Magens, des Darms, des Rectums und der Gebärmutter. Rechtsseitige Eierstockschmerzen. Rechtslateralität.
Sepia	Hepatopathien aller Art meist mit Subikterus oder erhöhten Bilirubinwerten. Leberschmerz auf Druck, ausstrahlend nach dem Rücken u. besser beim Liegen auf der re. Seite.	Kopfschmerzen an Ruhetagen u. während der Regeln. Schleimhautkatarrhe, bes. in Nase, Uterus u. Rectum mit grünlichem Ausfluß. Weiße Zunge, besser während der Regeln. Salziger

Fortsetzung Seite 210

Psyche	Schlimmer	Besser
Verlangen nach Alleinsein, möchte aber doch jemanden in der Nähe haben, der ihn aber nicht stört. Reizbar, melancholisch, Mangel an Selbstvertrauen. Angstgefühle beim Alleinsein; empfindlich auf Geräusche; leicht verstimmt.	Zwischen 16 u. 20 Uhr. Hitze oder warmes Zimmer, Kleiderdruck.	Durch Bewegung, durch warme Speisen u. Getränke. Mäßige Wärme.
Melancholie, Musik macht den Patienten traurig, Lebensüberdruß mit Suicidgedanken. Will nicht sprechen noch angesprochen werden.	Feuchtigkeit in jeder Form, Ruhe, Liegen.	Trockenes Wetter, gleichmäßiger Druck, ständiger Wechsel der Lage, frische Luft.
Reizbar, streitsüchtig, eifrig, heftig, ungeduldig, hypochondrisch, zornmütig.	Geistige Arbeit, Verdruß, nach Essen, bes. durch reichliche Mahlzeiten, Geräusche, Wein, Kaffee, trockenes kaltes Wetter.	Ruhe, Ferien, beim Liegen, feuchtes Wetter.
Schwatzhaftigkeit oder Herabsetzung der geistigen Fähigkeiten, glaubt, sterben zu müssen, Lebensüberdruß.	Jeden Morgen, heißes Wetter, während des Zahnens.	Frottieren, reiben.
Psychische Indifferenz, bes. gegen Familienmitglieder. Abneigung gegen Arbeit. Abneigung gegen Alleinsein. Melancholisch. Ängstlich am Abend. Weint beim Aufzählen seiner Symptome.	Frühmorgens u. abends, Feuchtigkeit, in der Waschküche, nach Schwitzen, kalte Luft, Gewitter.	Während Beschäftigung u. in Gesellschaft, starke körperliche Anstrengung, nach Schlaf, Bettwärme, kaltes Bad, angezogene oder gekreuzte Beine, warme Umschläge.

Mittel	Klinisches	Leitsymptome
		oder putrider Geschmack, Zahneindrücke an der Zunge. Gefühl des Hinseins im Magen, sinkende Empfindung an der Gebärmutter, Neigung zu Prolaps. Übelkeit, bes. vor dem Morgenessen. Verlangen nach **Saurem, Gewürzen, Pickles**. Aufgetriebener Bauch mit Kopfweh, **braune Flecken** auf der Bauchhaut u. den Handrücken. Verstopfung, Darmprolaps. Stechende **nach oben** ausstrahlende Schmerzen im Rectum. Rotes Sediment im Urin, fest am Nachttopf haftend. Fröstelig. Lumbalschmerzen. Girlandenförmige Ekzeme in den Gelenkbeugen. Ständiges Schwitzen mit oft üblem Geruch.
Veratrum album	Gallenkolik, schneidend u. kneifend, oft ausgelöst durch Essen u. begleitet von Gasbeschwerden.	Darmkoliken u. Durchfall mit wässerigem Stuhl. Starker Durst mit Verlangen nach kalten Getränken. Zunge trocken, schwärzlich, stark gefurcht; oft gelber Zungenbelag. Mundtrockenheit mit Brennen im Mund u. Rachen. Bitterer galliger Mundgeschmack. Das Wasser schmeckt bitter. Verlangen nach Eis. Extreme Kälte des Körpers. Blaufärbung der Haut mit außerordentlicher körperlicher Schwäche, kalte Schweiße, Erbrechen.

Psyche	Schlimmer	Besser
Melancholie; Indifferenz; Verlangen, ständig herumzuwandern; fürchtet allerlei Unglück.	Nachts, feuchtes kaltes Wetter, Früchte- und Gemüse-Genuß.	Gehen, Wärme.

Pfortaderstauung

Die Schulmedizin betrachtet die Pfortaderstauung als ein ausgesprochen sekundäres Leiden, welches durch Erkrankungen der Leber, des Herzens und durch Kreislaufstase überhaupt hervorgerufen wird. Man erklärt sich dabei die Stauung mechanisch, indem man annimmt, daß entweder in der Leber größere Durchflußwiderstände auftreten, welche den Abfluß des Pfortaderblutes behindern, oder daß in anderen Fällen überhaupt der Bluttransport infolge Herzschwäche unzureichend ist. Solche Mechanismen kommen vor und helfen mit, die Stauung hervorzurufen.

Für den homöopathisch und akupunkturistisch geschulten Beobachter sieht allerdings auch diese Sache anders aus. Erstens sind überhaupt fast alle Krankheiten sekundärer Natur, indem das klinisch am meisten betroffene Organ nur ein E r f o l g s o r g a n ist, an dem sich metabolische und andere gestörte dynamische Lebensprozesse, deren Sitz aber anderswo liegt, vorzugsweise auswirken, wie ich das schon früher betont habe.

Zweitens aber ist auch die Pfortaderstauung als eine dynamische Erkrankung aufzufassen, indem sie nicht bloß durch Rückstauung zustande kommt, sondern auf dynamische Weise, das heißt dadurch, daß die Vitalreaktionen im Bereich des betreffenden Venenabschnittes abnormal sind. Das geht zum Teil schon aus der Beobachtung hervor, daß ein Großteil der Lebererkrankungen mit Hämorrhoiden einhergeht. Dieser Venenabschnitt steht aber gar nicht mit der Leber in direkter Verbindung, weshalb es sich n i c h t um eine bloße Rückstauung handeln kann. Man muß vielmehr eine Erkrankung der Hämorrhoidalvenen annehmen, ein Problem, auf das hier nicht näher eingegangen werden kann und das nur als Hinweis für die obige Behauptung angeführt wird, nämlich um darzutun, daß die in der Schulmedizin herrschende Tendenz zur mechanischen Betrachtung meist abwegig ist. Das für die Hämorrhoidalvenen Gesagte gilt naturgemäß auch für die Pfortader.

Mittel	Klinisches	Leitsymptome
Aesculus Hippocastanum	Druckempfindlichkeit der Lebergegend, Unbehaglichkeitsgefühl ebenda u. in der Magengrube.	Völlegefühl im Oberbauch; Schmerzen in der Cardia, welche zur Leber hinüberziehen. Gasauftreibung des Bauches; kolikartige Schmerzen. Gelbsucht. Schmerzen im Rectum, wie wenn dasselbe voller Splitter wäre. Hämorrhoiden mit schießenden Schmerzen, welche nach dem Rücken zu verlaufen; brennende Schmerzen im After mit Frostschauern, welche den Rücken hinauf- und hinunterziehen. **Arthritische Schmerzen der Ileosacralgegend** und Hüftgelenke, schlimmer beim **Gehen** u. **Vorwärtsneigen**. Geschlängelte u. erweiterte **Pharynxvenen**.
Aloe	Spannung in der Lebergegend, begleitet von Unbehaglichkeit; Hitze, Druck u. Schmerzen, schlimmer beim Aufrechtgehen, so daß der Patient sich unwillkürlich nach vorwärts beugt.	Abneigung gegen Fleisch. Verlangen nach **saftigen** Speisen. Gasauftreibungen des Abdomens. Pulsationen im Rectum. Übelkeit mit Kopfweh. Schmerzen in der Cardia, wenn der Patient einen falschen Schritt tut. Tiefsitzende Schmerzen in der Augenhöhle. Bitterer od. saurer Mundgeschmack. Druckgefühl nach unten im Rectum. Unsicherheit, den Stuhl zurückhalten zu können, wenn Winde abgehen. **Unwillkürlicher Stuhlabgang**. Nach dem Stuhlgang geht **reichlich Schleim** ab mit Schmerzen im Rectum, Afterbrennen u. -beißen Lumbago abwechselnd mit Kopfweh u. Hämorrhoiden.

Psyche	Schlimmer	Besser
Depressiv, reizbar, heftig, unfähig, seine Aufmerksamkeit auf einen bestimmten Gegenstand zu richten.	Morgens; beim Erwachen, Bewegung, Gehen, nach Stuhlgang, nach dem Essen, nachmittags; Stehen.	Frische Luft.
Schlecht gelaunt, unzufrieden mit sich selbst, Abneigung gegen geistige Arbeit u. körperliche Bewegung.	Morgens früh, Sommer, Hitze, bei heißem trockenem Wetter, nach dem Essen oder Trinken.	Kälte, frische Luft.

Mittel	Klinisches	Leitsymptome
Carduus marianus	Schmerzen in der Lebergegend, vor allem im li. Leberlappen, begleitet von Verstopfung. Feuchte Haut, Gelbsucht, Gallenkoliken.	Bitterer Geschmack, gefurchte Zunge, Übelkeit u. Erbrechen von Galle. Stiche in der Magengrube, bes. auf der li. Seite.
Collinsonia	Gastritis mit Schnupfen und Pharyngitis, passive Hyperämie des Pfortader- u. Hämorrhoidalsystems.	Krampfartige Schmerzen in der Magengegend, von Übelkeit begleitet. Ziehende Schmerzen im kleinen Becken. Hartnäckige chron. Verstopfung. **Verstopfung während der Schwangerschaft.** Weißbelegte Zunge mit Appetitlosigkeit; mitunter auch gelb belegte Zunge, dann ist der Belag hauptsächlich am Zungengrund u. in der Mitte der Zunge. Empfindung von **scharfen Splittern im Rectum**, schmerzhafte blutende Hämorrhoiden. Afterjucken. Husten beim Überanstrengen der Stimme.
Graphites	Hepatopathien der verschiedensten Art.	Dick u. frostig mit verdickter, schuppender Haut u. Neigung zu **nässenden Ekzemen**, speziell **hinter den Ohren**, in den Gelenkbeugen u. in den Hautfalten, Empfindung, wie wenn auf dem Gesicht ein **Spinngewebe** aufgeklebt wäre. Abneigung gegen Fleisch u. Fisch sowie gegen heiße Getränke. Übelkeit u. Erbrechen nach dem Essen. Aufstoßen schwierig. Druck in der Magengegend, muß **Kleider öffnen.** Gasauftreibung, Incarcerierte Winde. Ab-

Fortsetzung Seite 218

Psyche	Schlimmer	Besser
Vergeßlich, indolent, indifferent.		
	Geringste Aufregung oder Gemütserregung. Kälte, Schwangerschaft.	Wärme.
Schüchtern, aber auch arrogant, bes. Schulkinder. Leicht auffahrend, **unentschlossen.** Ängstliche Vorahnungen. Unruhe in den Gliedern beim Sitzen. **Musik rührt ihn zum Weinen.**	Wärme, geschlossenes, warmes Zimmer, nachts, während u. nach den Regeln, Kleiderdruck.	In der Dunkelheit, warme Umschläge, nach dem Essen.

Mittel	Klinisches	Leitsymptome
		domen fühlt sich hart u. gespannt an. Verstopfung mit harten, großkalibrigen schleimbedeckten wie gezöpfelten Stühlen. Auch lienterische Durchfälle. Schwache, bleiche Regeln von Verstopfung begleitet. Dünnflüssiger, reizender Weißfluß. **Verdickte, harte Zehennägel.**
Leptandra	Gallenkolik oder dumpfe Leberschmerzen, insbesondere in der Gegend der Gallenblase; oft auch Schmerzen in den hinteren Teilen der Leber, gegen die Wirbelsäule ausstrahlend. Periodische Leberbeschwerden alle 2 oder 3 Monate.	Abwechselndes Auftreten von entfärbten u. dann wieder von pechschwarzen Stühlen. Bei Gelbsucht entfärbt, sonst sehr dunkle Stühle. Gelb belegte Zunge. Dumpfes frontales Kopfweh, begleitet von Schwindel, Schläfrigkeit u. Depression. Brennen in den Augen.
Lycopodium	Atrophische Form von Hepatitis, Schmerzen der Leber, zum Rücken ausstrahlend; schlimmer auf Druck, von re. nach li. im Abdomen verlaufend.	Rechtslateralität, außerordentliche Gasbeschwerden, **roter Sand im Urin**, Abdomen empfindlich auf Kleiderdruck. Abneigung gegen kalte Getränke. Verlangen, heiß zu essen u. zu trinken. Verlangen nach Süßem, nach mäßiger Wärme.
Nux vomica	Leber plethorisch, gespannt, was begleitet ist von Stichen u. Empfindlichkeit. Gasbeschwerden, Retroperistaltik. Verstopfung mit vergeblichem Drang.	Überarbeiteter, geschäftiger Genußmensch. Überempfindlich auf alles (Geräusche, Schmerzen, äußere Sinneseindrücke). Erkältlichkeit, Aufstoßen, Übelkeit.

Psyche	Schlimmer	Besser
Schläfrig und reizbar.	Bewegung. Feuchtes Wetter. Trinken von kaltem Wasser.	Nach dem Frühstück, nach Stuhlgang.
Verlangen nach Alleinsein, möchte jedoch jemanden in der Nähe haben, der ihn aber nicht stört. Reizbar, melancholisch. Mangel an Selbstvertrauen, Angstgefühle beim Alleinsein; empfindlich auf Geräusche; leicht verstimmt.	Zwischen 16 u. 20 Uhr. Hitze oder sehr warmes Zimmer, Kleiderdruck.	Durch Bewegung, durch warme Speisen u. Getränke.
Reizbar, streitsüchtig, eifrig, heftig, ungeduldig, hypochondrisch, zornmütig.	Geistige Arbeit, Verdruß, nach Essen, bes. durch reichliche Mahlzeiten, Geräusche, Wein, Kaffee, trockenes kaltes Wetter.	Ruhe, Ferien, beim Liegen, feuchtes Wetter.

Mittel	Klinisches	Leitsymptome
Podophyllum	Aufgetriebener Bauch mit Hitze u. Gefühl von Leere (goneness). Lebergegend schmerzhaft. Gasauftreibung, bes. im Colon ascendens.	Durchfall mit außerordentlich voluminösen, stinkenden Stühlen. Empfindung von Herabsinken des Magens, des Darmes, des Rectums u. der Gebärmutter. Rechtsseitige Eierstockschmerzen. Rechtslateralität.
Scrophularia nodosa	Schmerzen in der Lebergegend, schlimmer bei tiefem Einatmen oder bei Rechtsseitenlage. Schneidende Schmerzen in der Leber bei Druck. Schmerzen im Sigmoid u. im Rectum. Schmerzhafte, blutende, äußere Hämorrhoiden.	Heftige Dyspnoe mit Brustbeklemmung u. Tremor. Hautausschläge aller Art, bes. Ekzeme. Schmerzen in den Beugemuskeln. **Drüsenschwellungen oft begleitet von Asthma.**
Sepia	Hepatopathien aller Art meist mit Subikterus oder erhöhten Bilirubinwerten. Leberschmerz auf Druck, ausstrahlend nach dem Rücken u. besser beim Liegen auf der re. Seite.	Kopfschmerzen an Ruhetagen u. während der Regeln. Schleimhautkatarrhe, bes. in Nase, Uterus u. Rectum mit **grünlichem** Ausfluß. Weiße Zunge, besser während der Regeln. Salziger und putrider Geschmack; Zahneindrücke an der Zunge. Gefühl des Hinseins im Magen. Sinkende Empfindung an Gebärmutter. Neigung zu Prolaps. Übelkeit, bes. **vor** dem Morgenessen. Verlangen nach **Saurem, Gewürzen, Pickles.** Aufgetriebener Bauch mit Kopfweh. Braune Flecken auf der Bauchhaut und den Handrücken. Verstopfung; Darmprolaps; stechende **nach oben** ausstrahlende Schmerzen im Rectum. Rotes Sediment

Fortsetzung Seite 222

Psyche	Schlimmer	Besser
Schwatzhaftigkeit oder Herabsetzung der geistigen Fähigkeiten; glaubt, sterben zu müssen, Lebensüberdruß.	Jeden Morgen, heißes Wetter, während des Zahnens.	Frottieren, Reiben der Haut.
Bedauert die Vergangenheit u. ängstlich in bezug auf die Zukunft. Tagesschläfrigkeit, bes. am Morgen sowie vor und nach den Mahlzeiten.	Rechtsseitenlage, morgens, durch geistige Anstrengung in kalter Luft, tiefe Inspiration, nach dem Essen, Druck.	Im warmen Zimmer.
Psychische Indifferenz, bes. gegen Familienmitglieder. Abneigung gegen Arbeit. Abneigung gegen Alleinsein. Melancholisch. Ängstlich am Abend. Weint beim Aufzählen seiner Symptome.	Frühmorgens u. abends, Feuchtigkeit, in der Waschküche, nach Schwitzen, kalte Luft, Gewitter.	Während Beschäftigung u. in Gesellschaft, **starke körperliche Anstrengung**, nach Schlaf, Bettwärme, kaltes Bad, angezogene oder gekreuzte Beine, warme Umschläge.

Mittel	Klinisches	Leitsymptome
		im Urin, **fest am Nachttopf haftend**. Fröstelig. Lumbalschmerzen. Girlandenförmige Ekzeme in den Gelenkbeugen. Ständiges Schwitzen mit oft üblem Geruch.
Sulfur	Druck u. Schmerzhaftigkeit in der Lebergegend. Der Patient empfindet das ganze Bauchinnere wie rauh u. schmerzhaft.	Hat immer zu heiß u. muß sich leicht anziehen, eine Tendenz, welche zwischen 35 u. 50 Jahren oft ins Gegenteil umschlägt. Zu heiße Füße im Bett, muß einen kühlen Platz suchen. Verlangen nach **Zucker**. Entzündung, Brennen u. Schwellung an den Stellen, wo die Schleimhaut in die Körperhaut übergeht. Wulstige Lippen. Empfindung, als ob das Herz zu groß sei u. in seinen Bewegungen durch den Brustkorb gehindert würde. Heißhunger oder Appetitlosigkeit. Säurebeschwerden aller Art. Schwäche mit Hungergefühl um 11 Uhr. Trinkt viel zum Essen.
Taraxacum	Leber vergrößert u. verhärtet. Gasauftreibung des Bauches.	Bitterer Mundgeschmack, Abneigung gegen Tabakrauchen. Fröstelichkeit nach Essen u. Trinken. Saurer Speichel, dick belegte weiße Zunge, Landkartenzunge. Trockenheit in der Mundhöhle, bitteres Aufstoßen, Übelkeit mit Ängstlichkeit u. drückendem Kopfweh. Drückende u. schießende Schmerzen im

Fortsetzung Seite 224

Psyche	Schlimmer	Besser
Unordentlich; der Philosoph in Lumpen; religiöse Melancholie, Abneigung gegen Arbeit, faul.	Ruhe, Stehen, Bettwärme, Waschen, Baden, 11 Uhr, warmes Zimmer.	Trockenes, warmes Wetter, Liegen auf der re. Seite.
	Ruhe, beim Liegen, Sitzen.	Bei Berührung.

Mittel	Klinisches	Leitsymptome
		Bauch u. in beiden Seiten desselben. Erfolgloser Stuhldrang. Hitze im Vertex. Schmerzhaftigkeit des Musculus sternocleidomastoideus, **reichliche** Nachtschweiße.

Psyche	Schlimmer	Besser

Arzneimittelverzeichnis

Aconit 64, 106
Aesculus Hippocastanum 65, 214
Aloe 65, 214
Ammonium muriaticum 90
Anacardium 39
Apis 103
Aqua Quassiae 141
Aralia racemosa 91
Argentum nitricum 29, 31, 49, 62
Arnica 94
Arsenicum album 27, 44, 106, 146
Arsenicum jodatum 130
Asa foetida 58
Aurum metallicum 96, 172
Aurum muriaticum 66, 130, 146

Baptisia 196
Belladonna 43, 106, 196
Berberis 103, 196
Bismutum 33, 49
Bryonia 66, 78, 103, 106, 146, 172, 196

Calcarea carbonica 26, 36, 84, 93, 116, 148, 172, 198
Calcarea fluorica 49
Calcium arsenicosum 146
Calcium jodatum 46
Cancerinum 51
Capsicum 90
Carbo animalis 46
Carbo vegetabilis 25, 46, 87, 148, 174
Carcinosin 51, 52
Carduus marianus 67, 108, 198, 216
Causticum 62, 93
Ceanothus 68
Chamomilla 78, 108, 198
Chelidonium 68, 108, 150, 174, 198
Chenopodium aphis glauci 68
China 69, 75, 108, 150, 174, 200
Chionanthus 70, 150, 174, 200
Chloralum 200
Cholesterinum 71, 76
Cocculus 152
Collinsonia 216
Colocynthis 60
Condurango 47
Conium 43, 46, 71, 93, 152
Crotalus horridus 72, 110, 116
Cuprum metallicum 102, 132, 176

Digitalis 73, 154
Dioscorea 34, 202

Eupatorium perfoliatum 47, 74

Ferrum metallicum 154
Ferrum picrinicum 75
Ferrum phosphoricum 103
Fluoricum acidum 154
Fluoris acidum 188

Geranium 32
Graphites 38, 51, 84, 89, 116, 216

Hepar sulfuris 63, 93, 110, 118, 132, 156, 188
Hydrastis 32, 47, 132, 176

Ignatia 57
Ipecacuanha 202
Iris versicolor 204

Jodum 134, 156

Kalium arsenicosum 45
Kalium bichromicum 34, 51, 85, 96, 204
Kalium carbonicum 85, 89, 118, 156, 188, 204
Kalium muriaticum 85
Kalium picrinicum 86
Kreosotum 48

Lac caninum 93
Lachesis 63, 73, 75, 76, 110, 120, 158, 178, 190, 206
Lapis albus 45
Laurocerasus 158
Leptandra 77, 206, 218
Lithium carbonicum 206
Lycopodium 26, 36, 86, 112, 134, 158, 178, 190, 208, 218

Magnesia carbonica 27
Magnesium muriaticum 87, 93, 120, 160
Manganum aceticum 91
Medorrhinum 92
Mercurius 134, 160, 178
Mercurius corrosivus 190
Mercurius sulfuricus 96
Mercurius vivus 94, 120
Mezereum 47
Muriatis acidum 27, 136, 178
Myrica 77

Nasturtium aquaticum 136
Natrium muriaticum 28, 61, 88, 122, 160, 180

Natrium phosphoricum 88
Natrium sulfuricum 93, 94, 122, 162, 180, 208
Nitri acidum 122, 162, 182
Nux moschata 162
Nux vomica 25, 26, 58, 75, 78, 81, 103, 112, 136, 164, 169, 182, 190, 208, 218

Ornithogallum 33, 48

Petroleum 36, 38
Phosphoris acidum 60
Phosphorus 33, 35, 75, 89, 91, 124, 138, 164, 182
Plumbum 138, 182
Podophyllum 78, 112, 140, 164, 208, 220
Psorinum 37, 101, 102, 124
Ptelea 79, 93, 112
Pulsatilla 28, 61, 79, 103

Quassia 80, 140
Quercus glandium spiritus 81, 140, 141,

Rhus Toxicodendron 39
Robinia 24

Scirrhinum 52
Scrophularia nodosa 220

Selenium 90
Sepia 35, 75, 89, 90, 124, 208, 220
Silicea 45, 192
Solicago 103
Stallaria media 81
Staphisagria 59
Sulfur 28, 35, 66, 83, 96, 101, 102, 126, 142, 166, 184, 222
Sulfuris acidum 24, 62
Syphilinum 98

Tarantula hispanica 51
Taraxacum 82, 222
Tuberkulin 101, 102, 103
Tuberkulinum Kochii 98, 166

Uranium nitricum 33

Valeriana 59
Veratrum album 210
Veronica officinalis 66, 82
Vipera 82

Yucca 83

Zincum 102, 168

Weitere Werke von Dr. med. Adolf Voegeli

Die rheumatischen Erkrankungen – ihre rationelle Behandlung und Heilung

Mit einem Beitrag von Dr. med. Otto Henn, Innsbruck-Badgastein
3. Auflage, 156 Seiten, kart. mit 2farb. Umschlag, DM 25,-

Wenn ein durch sein mutiges Wirken für die Homöopathie weit bekannter Autor seine Erfahrungen auf einem therapeutisch schwierigen Sondergebiet der Heilkunde veröffentlicht, so erwartet der Leser etwas Besonderes.
Verfasser bekennt sich zur pathogenetischen Bedeutung der devitalisierten Zähne. Er würdigt das rheumatische Syndrom bei konstitutionellen Stoffwechselstörungen, angeborenen Funktionsstörungen und Sensibilisierungsreaktionen gegen überstandene spezifische Infektionen wie Go, Lues und Tbc mit allen ihren maskierten „Rheumasyndromen", und schildert auch die Wirkung katalytischer Vorgänge von Metallen wie Gold, Kupfer, Silber und Eisen für die Entstehung des „Rheumasyndroms". Die Wechselwirkung von Polyarthritis, Neurodermatitis und Bronchialasthma wird als therapeutische Abteilung aufgefaßt. Die Darstellung der Mittelwahl erfolgt nach funktionspathologischen Gruppen. In treffender, kurzer Weise werden die Einzelmittel sowie ihre Leitsymptome, Modalitäten und Psychosyndrome charakterisiert.
Das originell geschriebene Büchlein ist für alle, die bei der schwierigen Behandlung des Rheumasyndroms nach spezifischen Heilmitteln suchen, ein wertvoller Leitfaden.

Dr. med. Herbert Unger (Allgem. Homöopathische Zeitung)

Homöopathische Therapie der Kinderkrankheiten

2. Auflage, 346 Seiten (88 Textseiten und 258 Tabellenseiten),
kart. mit 2farb. Umschlag, DM 48,-

Es gibt wohl kaum eine dankbarere Therapie als die der Kinderkrankheiten mit homöopathischen Mitteln. Voegeli sagt, die Homöopathie ist neben der Akupunktur die einzige Methode, die imstande ist, das pathologisch-dynamische Geschehen beim Kind zur Norm zurückzuführen, und zwar mit fast hundertprozentigem Erfolg. Seit Jahren fehlt eine homöopathische Therapie der Kinderkrankheiten. Um so mehr wird das Buch von Voegeli Beachtung finden.

Das Asthma und seine Behandlung

2. Auflage, 79 Seiten, kart. mit 2farb. Umschlag, DM 18,-

Dr. Voegeli, dessen sensitive homöopathische Behandlungsweise zu verblüffenden Erfolgen auf vielen Gebieten geführt hat, demonstriert nun auch bei asthmatischen Krankheiten die Überlegenheit der klassischen Homöopathie. Im vorliegenden Werk schildert der Verfasser nicht nur seine Methode als solche, sondern er bringt zugleich handfeste Beweise, indem er eine detaillierte Kasuistik anhängt, die auch Zweifler zu überzeugen vermag.

Die Kreislauferkrankungen
(Herz, Gefäße und Systemerkrankungen)
2. Auflage, 188 Seiten, kart. mit 2farb. Umschlag, DM 36,-

Mit dem vorliegenden Werk setzt der Autor seine bekannte Darstellung der klinischen Homöopathie fort und bereichert sie um eine weitere Krankheitsgruppe, die in den meisten homöopathischen Büchern zu kurz gekommen ist: die Kreislauferkrankung (Herz, Gefäße, Systemerkrankungen).
Wie bisher hat der Verfasser die gleichen Prinzipien befolgt, d.h. er hat das Werk als Lehrbuch wie als Nachschlagewerk für den täglichen Gebrauch in der Praxis zugleich angelegt. Es wird nicht nur den zahlreichen Hörern seiner Kurse eine willkommene Wiederholung und Ergänzung des Gelernten bringen, sondern dem Praktiker schlechthin Anregung und Hilfe sein.

Heilkunst in neuer Sicht
Ein Praxisbuch. 4. Auflage, 300 Seiten, kart. mit 2farb. Umschlag, DM 40,-

Das Buch ist außerordentlich interessant, zu persönlicher Stellungnahme anregend, lebendig und überzeugend geschrieben. Der Leser wird es nicht so schnell aus der Hand legen. Dem Schulmediziner sei es empfohlen, um sich mit den Argumenten Voegelis zu befassen und seinen eigenen Standpunkt zu überprüfen. Keiner, der sich mit der Homöopathie beschäftigen will, kann an diesem Werk vorübergehen, da es wohl zu den besten Büchern gehört, die über die Homöopathie geschrieben wurden.
„Der Landarzt"

Das ABC der Gesundheit
6. Auflage, II/91 Seiten, 1 Fragebogen, kart. mit 2farb. Umschlag, DM 14,-

Nachdem der Verfasser in kurzer aber prägnanter Form seinen Leser mit dem Geist und der Wirkungsweise der Homöopathie bekannt gemacht hat, bringt er Vorschriften und Empfehlungen über die Geisteshaltung und das übrige Verhalten des Kranken, der sich ohne Zeitverlust und unter möglicher Ersparung eigener unangenehmer Erfahrungen durch die Homöopathie heilen lassen will. Sodann geht der Verfasser auf die Wirkungsart und -dauer der homöopathischen Mittel ein und versucht an Hand von Ausführungen Kents das Ideal einer homöopathischen Behandlung hinzustellen. Zum Schluß folgen allgemeine Vorschriften sowie ein ausführlicher Fragebogen, an Hand dessen der Kranke sich Rechenschaft über seine Beobachtungen ablegen kann und soll. Das Buch wäre geeignet, Kranken, die gewissenhaft eine homöopathische Behandlung durchführen wollen, in die Hand gegeben zu werden.
Dr. H. in H.

Die korrekte homöopathische Behandlung in der täglichen Praxis
Mit Repertorium. 5. Auflage, 100 Seiten, kart. mit 2farb. Umschlag, DM 14,-

In seinen Bemühungen, die Erkenntnisse seiner eigenen erfolgreichen Praxis auch anderen Kollegen zu vermitteln, hat Voegeli diese Abhandlung geschrieben. Es ist ein Einblick in die feinen Nuancen der homöopathischen Heilkunst, deren Beherrschung erst den Erfolg ausmacht. Voegeli zeigt die Anwendung der Homöopathie, wie er sie aufgefaßt wünscht, an einer Anzahl akuter Erkrankungen und den dazu passenden Mitteln, die die Anwendung der problematischen Antibiotica überflüssig machen. Wichtig ist auch das kurze Repertorium dazu und seine Angaben zur Dosierung.
Das Streben der homöopathischen Ärzte nach immer größerer Vervollständigung und Vertiefung ihrer Methode findet in dieser Schrift einen wichtigen Baustein.

Karl F. Haug Verlag · Heidelberg